MADÈRE

STATION MÉDICALE FIXE

CLIMAT DES PLAINES

CLIMAT DES ALTITUDES

PAR

LE Dʳ C. A. MOURÃO PITTA

PARIS

FÉLIX ALCAN, ÉDITEUR

MADÈRE

MADÈRE

STATION MÉDICALE FIXE

CLIMAT DES PLAINES
CLIMAT DES ALTITUDES

PAR

LE Dr C. A. MOURÃO PITTA

Docteur en médecine de la Faculté de Montpellier,
Médecin de l'École de Médecine de Lisbonne; Directeur de l'hôpital militaire de Funchal
et Médecin en chef de l'hôpital spécial des maladies chroniques
de la poitrine, de la même ville;
Membre de plusieurs sociétés scientifiques, Chevalier de plusieurs ordres,
Agent Consulaire de France à Madère, etc., etc.

ACCOMPAGNÉ

D'UN GUIDE-MADÈRE

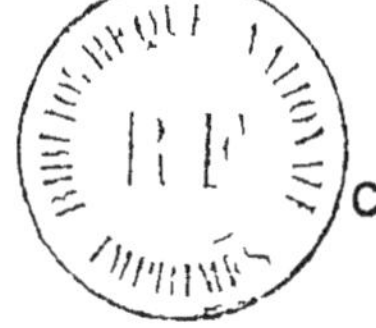
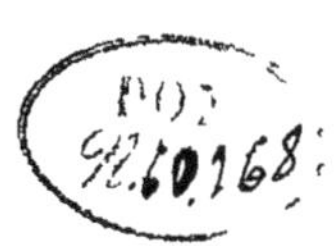

Filha do Oceano,
Do undoso campo, flor, gentil Madeira!
DINIZ

PARIS

ANCIENNE LIBRAIRIE GERMER BAILLIÈRE ET Cie

FÉLIX ALCAN, ÉDITEUR

108, BOULEVARD SAINT-GERMAIN, 108

1889

AVANT-PROPOS

De tout temps, le climat de Madère a été recommandé comme l'un des meilleurs pour un séjour prolongé des individus dont la poitrine se trouve un peu délabrée, soit à la suite de grandes fatigues, soit quand leur organisme est atteint dans son ensemble.

Nous sommes visités annuellement par des centaines d'Anglais, d'Allemands, par beaucoup de Russes, et beaucoup de personnes d'autres nationalités, les Français exceptés ; cependant, l'hiver dernier, quelques familles de cette dernière nationalité sont venues, presque au hasard, visiter notre île, mais sans en avoir la connaissance précise. Elles nous disaient que beaucoup de leurs compatriotes viendraient probablement à Madère, s'ils connaissaient les moyens de s'y rendre et en même temps le genre de vie que l'on y mène.

D'autre part, ne devant pas laisser ignorer à l'humanité souffrante les avantages dont elle peut jouir

en venant séjourner dans un pays d'une aménité
incomparable, — et voulant en outre indiquer aux
touristes les plus beaux paysages que nous possédons
et les jolies excursions à faire,— nous nous empres-
sons de venir remplir cette lacune, espérant ainsi bien
mériter des uns et des autres, si notre but est atteint.

Ce n'est pas la première fois que nous nous occu-
pons de ce sujet. Il y a trente ans, comme prémices
de nos études médicales en France, nous parlions de
Madère et nous en vantions le climat.

Aujourd'hui nous répéterons la même chose, mais
avec plus d'assurance, puisque, pendant un grand
laps de temps, et avec des faits recueillis par nous-
même sur les lieux, et, de plus, secondé par l'opinion d'une foule d'hommes éminents ayant pu apprécier ce que vaut notre climat, — nous ne craignons
pas d'en avoir le démenti.

Ce n'est pas une réclame que nous venons faire,
le sujet ne s'y prête pas. Nous avons écrit ce travail
sans aucun parti pris ; nous décrivons ce que tout le
monde peut voir ; les personnes impartiales qui nous
liront seront nos juges et nous appelons leur attention
tion surtout sur les tableaux de statistique présentés,
car, en les étudiant, on se rendra facilement compte
de la vérité des assertions émises.

Afin de faciliter la vie aux personnes désireuses
de venir à Madère, nous leur donnerons, à la fin de
cette brochure, l'esquisse d'un *Guide-Madère*.

On y trouvera peut-être quelques lacunes, mais
elles sont involontaires.

Dans ce petit travail, le lecteur puisera tous les renseignements nécessaires, en ce qui concerne un voyage à Madère, le séjour dans le pays, et les dépenses inhérentes à ce déplacement, — données qu'il est toujours utile de connaître.

Si le hasard fait tomber cette brochure sous la main de l'un de nos anciens compagnons d'étude, soit à Montpellier, soit à Paris, d'ici nous lui envoyons nos meilleurs et nos plus affectueux souvenirs, et l'assurance que c'est avec un vrai plaisir que nous reportons nos pensées vers l'époque de notre jeunesse.

Dr MOURAO PITTA.

Funchal (île Madere), ce 12 mai 1889.

MADÈRE

STATION MÉDICALE FIXE

I

Idée générale sur la topographie de Madère et de Funchal en particulier ; esquisse géologique de l'ile ; conditions hygiéniques de Funchal et analyse de ses eaux ; renseignements utiles ; impression générale.

L'île Madère fait partie d'un archipel situé dans l'Océan Atlantique, sur la côte occidentale d'Afrique, par 32° 49′ 44″ et 32° 37′ 18″ latitude nord, et 16° 39′ 30″ et 17° 16 38″ longitude ouest de Greenwich, presque à 10° nord du tropique du Cancer. Elle est sur la route de l'Europe vers les mers du Sud, et c'est un des derniers points visités par les voyageurs se rendant dans ces parages.

L'archipel comprend cinq îles, savoir : les îles *Madère*, *Porto-Sancto* et les trois *Desertas*.

Les deux premières sont habitées.

Porto-Sancto, d'une longueur à peine de treize kilomètres sur six kilomètres de large, possède une population de 1,700 personnes environ. Dans son sol on a trouvé un filon de manganèse d'une grande richesse, mais peu profond, ce qui n'en a pas encouragé l'exploitation.

Le climat de cette île est excellent; les eaux de source y sont un peu alcalines, et les dyspeptiques de Madère y vont faire une cure. Il nous semble qu'on aurait dû établir dans cette île un *Sanatorium*, dont nos visiteurs étrangers, aussi bien que nous autres Madérois, auraient pu tirer des avantages.

Les *Desertas*, à six milles au sud de Madère, sont des rochers énormes, presque nus, incultes, et où l'on se rend avec peine, pendant l'été, pour ramasser le *lichen rocella*, qui y naît spontanément en assez grande quantité, et en hiver pour faire la chasse aux lapins et aux chèvres sauvages, seuls habitants de ces îles.

Madère aurait été découverte, selon F. Alcaforado, en 1344, par un navire anglais, lequel à la suite d'une tempête aurait échoué sur les rivages de l'île [1]. Une légende dit que noble dame anglaise, étant éprise d'amour pour un roturier du nom de Maxim, avait fui le toit conjugal, s'embarquant sur un bâtiment dans le but d'atteindre les côtes françaises. Une tempête étant survenue, le navire, après plusieurs jours de voyage, fut jeté sur les côtes d'un pays inconnu tout couvert de bois. *Maxim*, le héros de l'aventure, ayant débarqué en cet endroit, avec la dame de ses pensées, *Anna d'Arfet*, une nouvelle tempête se déchaîna quelques jours après, et le vaisseau, ayant rompu ses amarres, fut emporté par les vents vers les côtes de la Mauritanie ; une partie de l'équipage, ayant passé plus tard en Espagne, fit connaître leur mésaventure.

Plus tard, le 3 juillet 1419, cette île a été reconnue pour la première fois par João Gonçalves Zarco et

---

[1] *Singularitez de la France antarctique*, etc., par F.-André Tbeuet. Paris, 1558.

Tristão Vaz Teixeira, voyageurs portugais, qui ont été les premiers *donatarios* [1] de la nouvelle colonie portugaise.

Le nom de *Madère* (*madeira, bois* en portugais) a été donné à l'île principale de notre archipel, à cause de l'immense étendue de forêts impénétrables qui recouvraient la plus grande partie du sol. On rapporte même que les premiers occupants, craignant de rencontrer des bêtes fauves dans leur nouvelle découverte, y mirent le feu; celui-ci dura plusieurs années, et causa un dommage considérable au pays.

Aujourd'hui Madère possède des bois en pleine prospérité, répandus dans tous les arrondissements ruraux.

La conformation de l'île est celle d'un quadrilatère oblong et irrégulier. Son étendue est de 70 kilomètres en longueur, du cap *S. Lourenço* à la *Ponta do Pargo*, par la direction ouest-nord-ouest à est-nord-est. Sa plus grande largeur est de 22 kilomètres du cap *S. Jorge* à la *Ponta da Cruz*. Sa circonférence est de 143 kilomètres. La surface totale est de 1,540 kilomètres carrés.

Le sol de l'île, dans son ensemble, est partagé en deux parties, l'une septentrionale, et l'autre meridionale, par une chaîne non interrompue de montagnes de l'est à l'ouest, dont quelques-unes d'une hauteur prodigieuse.

Funchal, la capitale de Madère, s'épanouit sur le versant méridional.

Vue de la mer, la ville de Funchal, avec ses alentours, offre l'aspect d'un éventail étalé, dont la circonférence est protégée par les montagnes. Cette espèce d'enceinte continue commence au sein des eaux par des escarpements, se change bientôt en des collines à inclinaisons variables, et, après avoir décrit des sinuosités plus ou moins marquées, se termine au milieu par des pics

[1] Madère a ete partagee entre les deux voyageurs, et a eux donnee comme propriete.

très élevés, et d'un accès difficile. Le pic *Ruivo*, par exemple, mesure près de 2,000 mètres au-dessus du niveau de la mer ! Le cap *Girão*, grande falaise au bord de l'Océan, à l'ouest de Funchal, droit et comme coupé par la main de l'homme, présente une élévation de 681 mètres.

La physionomie des montagnes inégales et dentelées est celle des masses volcaniques tourmentées par de violentes convulsions souterraines. Généralement plus rapides au nord qu'au sud, elles sont accompagnées de larges crevasses, de profonds ravins, de cascades gigantesques, d'excavations sinueuses qui courent vers l'Océan, de précipices et de mille accidents divers, agréables ou terribles.

Nous sommes évidemment sur un sol montagneux : néanmoins, malgré cette disposition générale, les plaines ne manquent pas. L'on rencontre dans le pays des localités d'une inclinaison douce et sensible, des terrains plats et unis de quelques kilomètres d'étendue, des plateaux admirablement distribués, jusque sur les hauteurs les plus considérables. C'est ainsi que le *Paul da Serra*, du côté de l'ouest, est à environ 1,800 mètres au-dessus du niveau de la mer, et que *Sancto Antonio da Serra*, à l'est, est situé à 750 mètres du même niveau.

Si, dans certains endroits, la terre se montre rude, âpre, sauvage, — dans d'autres, au sud principalement, sur tout le versant méridional, le long de la côte orientale, le paysage ne cesse d'être des plus riches et des plus délicieux. En outre, à chaque pas, ce sont de nombreuses vallées, où la nature prodigue vraiment tous ses trésors. Nulle part au monde la végétation n'est plus variée ni plus énergique.

Les eaux y sont extrèmement abondantes en toute saison. Ses principaux ravins prennent leurs sources dans les régions supérieures de l'île, et se jettent directement dans la mer. Partout l'eau s'échappe des rochers, des montagnes, du sol, à des distances assez rapprochées; elle se répand uniformément à la surface de la terre pour la féconder, et le surplus se rend ensuite dans l'océan. Les conditions hygrométriques des terrains, la direction des vallées, la pente des montagnes, la déclivité générale du sol, ne permettent pas la formation de ces flaques immobiles, si fréquentes, ailleurs, sur les bords de la mer, et si funestes à la santé.

L'étude géologique de l'île est bien peu avancée; rien de complet n'a été fait sur la matière. Plusieurs savants s'en sont occupés et ont même publie les résultats de leurs recherches; mais d'accord dans la partie descriptive, ils sont en continuelle opposition toutes les fois qu'il s'agit d'interpreter et d'expliquer les faits.

Mais, ce qui est réellement avéré, c'est que le sol est principalement composé d'une croûte de matière volcanique de quelques centaines de mètres de profondeur, due à diverses éruptions de la période tertiaire. La lave est basaltique et contient de nombreux cristaux olivâtres. Le basalte se présente sous toutes les formes, dénonçant partout une nature pyogénique. Dans les lieux où un suc silico-ferrugineux pénètre ces agglomérations, leur consistance est d'autant plus prononcée qu'elles en contiennent davantage. Quelques-unes présentent à l'intérieur des cristaux de quartz hyalin fracturés, ce qui montre qu'ils n'ont pas été formés là, mais que transportés violemment de leur position primitive, ils ont été enveloppés dans cette agglomération.

Entre *Porto da Cruz* et *S. Jorge*, dans le nord de l'île, on rencontre, dans quelques endroits, une couche épaisse de lignite noire et consistante. Sa cassure est rhomboïdale; elle brûle avec une flamme claire et des vapeurs acides. Tout dernièrement encore on a fait une analyse régulière du gisement de cette lignite, avec l'idée de pouvoir l'utiliser dans le commerce. Les résultats de cette étude n'ont cependant pas répondu à l'attente, parce que la couche minérale est très mince, et d'une étendue fort limitée.

Généralement le sol de l'île est léger à sa surface et formé d'une lave pétrifiee, ici dure avec des scories, là friable, mêlée à de l'argile, du sable et de la marne. Plusieurs collines sont recouvertes d'un sable noir terreux, et d'autres d'un sable terreux jaunâtre.

L'aspect de l'île Madère est grandiose et pittoresque; les pics les plus hauts sont quelquefois dénudés, mais bientôt les montagnes se couvrent d'arbres de toute espèce. Les collines admirablement cultivées y présentent quelque chose de féerique. Quant aux plaines et aux vallées, elles offrent une végétation touffue et verdoyante, variée et splendide. L'impression que celle-ci produit sur les étrangers les plonge dans le ravissement.

Au milieu de cette nature si heureusement favorisée, *Funchal* brille du plus vif éclat, non seulement par la beauté du paysage qui l'environne, par sa magnifique exposition, mais encore, et surtout, par la salubrité de son climat, dont l'influence est si douce aux valétudinaires.

Bàtie en amphithéâtre sur le versant méridional de l'île, comme nous l'avons dit ailleurs, les habitations de cette ville commencent à quelques mètres à peine de la mer, tandis que les dernières s'élèvent jusqu'à une hauteur de 700 mètres environ. Abritée contre les vents du nord, de l'ouest et de l'est par les montagnes qui l'entourent, elle est rafraîchie pendant la saison des chaleurs par des vents alisés, prédominant à cette époque sur l'Océan. Ceux-ci passant devant la ville à trois milles au large, arrivés à l'extrémité ouest de l'île *(Ponta do Pargo)* font retour sur eux-mêmes, occasionnant l'*embate*, ou contre-brise, qui est le vent bienfaisant et agréable, connu de tous les Funchalais, car il mitige beaucoup les ardeurs du soleil.

Funchal renferme 25,000 habitants environ, mais son étendue est assez considérable pour contenir, à l'aise, le triple de la population. En effet, chaque famille y possède une habitation pour elle seule, et la plupart des maisons sont attenantes à des jardins plus ou moins spacieux, quelques-unes possédant même des parcs.

Les rues étroites, mal alignées, sont coupées par d'autres, ce qui permet la libre circulation de l'air ; leur direction générale est du nord-ouest au sud-est, et du nord-est au sud-ouest. Assez propres, et généralement bien entretenues, la ventilation y est favorisée par le peu d'élévation des maisons, lesquelles n'ont presque jamais plus de deux étages. Les rues et les chemins sont empierrés, pavés des petits cailloux ramassés au bord de la mer ; il en est de même pour les routes, ce qui se prête parfaitement à la simplicité des moyens de locomotion du pays en même temps qu'on est garanti par ce moyen de la poussière. Pour descendre certains chemins, dont l'inclinaison est très rapide, on se sert d'une espèce de traîneau qui glisse par son propre poids, pendant que les conducteurs en dirigent la marche en modérant la vitesse. C'est une vraie montagne russe.

Comme moyens de transports, soit dans la ville, soit dans les campagnes, nous avons le hamac, les chars à patin, ceux-ci pouvant contenir quatre personnes chacun, le traîneau dont nous parlons ci-dessus, et les chevaux.

Le hamac, porté par deux hommes, est le moyen le

plus confortable et le plus commode pour le transport des malades et pour les excursions dans l'intérieur de l'île.

Le char et le traîneau sont traînés par des bœufs, ceux-ci étant conduits par deux hommes.

Les chevaux, à Madère, sont forts, bons et durs à la fatigue. Ferrés d'une manière spéciale, et ayant le jarret solide, ils ne causent jamais de désagréments à leurs cavaliers, quelle que soit la course, quel que soit le chemin [1].

Funchal a plusieurs places publiques. Elles sont régulières, bien distribuées, mais peu décorées. A l'est de la ville, nous trouvons sur le bord de la mer la place *Academica*, très vaste et très ombragée. Au centre est la place de la *Constituicão*, en face de l'hôpital civil, auquel attient un petit square, offrant aux promeneurs l'avantage d'un air pur et un ombrage constant hiver comme été.

A la suite du petit square, le *Jardin municipal*, qui a été inauguré en 1885; il est assez vaste, bien tracé, et possède une jolie collection de plantes indigènes et exotiques. Tous les étrangers visitant Madère admirent le grand développement des arbres de ce jardin, eu égard surtout au peu de temps écoulé depuis leur plantation.

La musique militaire et des sociétés philharmoniques de la ville y donnent des concerts.

Les quais des ravins traversant la ville sont larges et ombragés, et offrent aussi une promenade agréable en toute saison.

Du côté ouest de la ville le *caminho novo* (chemin nouveau) se prolonge jusqu'au village de *Camara de Lobos*, sur un parcours de neuf kilomètres. Sans être accidenté,

[1] Voir p. 97 : « Location de chevaux, hamacs, etc. ».

il est planté d'arbres dans toute son étendue, et étant macadamisé, il offre une belle promenade aux piétons et cavaliers.

Les maisons de Funchal sont bâties avec des pierres fournies par l'île, et réunissent toutes les conditions de confort qui peuvent en rendre l'habitation agréable ; elles sont d'une propreté irréprochable; garnies la plupart de balcons, elles offrent une apparence de gaieté qui plaît à l'œil. Elles sont vastes, aérées, bien distribuées, et généralement peintes à l'intérieur. Une grande quantité d'entre elles ont même l'avantage de recevoir directement l'eau des montagnes voisines, et le système de drainage réalisé à Madère est assez bien organisé.

On rencontre, disséminées aux environs de Funchal, un grand nombre de *villas* situées à des hauteurs variables, très confortablement meublées, et d'où l'on jouit d'un panorama ravissant, de même que d'un air pur et reconstituant, permettant ainsi à l'étranger de trouver dans notre île, au besoin, tous les climats, selon l'altitude et l'orientation de l'habitation choisie.

Aucune cause d'insalubrité n'existe dans ce pays; il n'y a aucune stagnation d'eau, et la mer, en se retirant, découvre un sol caillouteux; aussi pas d'exhalaison désagréable et malfaisante, pas d'odeurs de plantes marines, pas d'émanations résultant d'une décomposition.

Il n'existe dans l'île ni industrie, ni fabriques insalubres ou dangereuses, susceptibles de corrompre ou d'infecter l'air, d'attaquer la santé des hommes, ou de compromettre les commodités de la vie sociale.

La population s'était portée dans le principe vers le nord-est de Funchal, dans le faubourg *Sancta Luzia*, mais ce quartier ayant été jugé un peu humide dans certains endroits, en raison de la grande quantité d'eau qui y passe journellement, on bâtit aujourd'hui de préférence du côté de l'ouest dans le faubourg de *Ribeiro Secco,* où, du reste, se trouvent placés déjà trois des meilleurs hôtels de Funchal, et une foule de *villas (quintas)* fort confortables [1]. Un nouvel et grand hôtel va être construit dans le même quartier.

A part quelques grandes maisons, la cathédrale, l'ancienne église des jésuites nommée *Collegio,* l'hospice de la princesse *D.Maria Amelia,* le palais de *S. Lourenço,* résidence officielle des gouverneurs civil et militaire de Madère, le marché nommé de *D. Pedro V,* et le théâtre *D. Maria Pia* [2], il n'y a ni architecture remarquable, ni obélisques, ni fontaines monumentales; mais la salubrité est partout, ce qui a bien son mérite. Funchal est, en définitive, une réunion de jolies maisons d'une simplicité qui n'exclut pas l'élégance, avec de belles vues de terre et de mer; meublées selon la position et les fortunes, celles-ci remplissant toutes les exigeances de la civilisation actuelle. Quelques-unes parmi les anciennes, et toutes celles que l'on a construites depuis quelque temps ont des chambres et des salons, pourvus de cheminées où l'on brûle du bois pendant quelques jours d'hiver. C'est plutôt, il faut le dire, pour corriger l'humidité du soir et du matin, quand il pleut beaucoup, ou pour mieux satisfaire au désir des malades et des familles étrangères, que par nécessité, car le froid n'est jamais rigoureux pour nécessiter du feu.

Funchal est éclairée au pétrole; il est question cependant d'y introduire très prochainement la lumière électrique.

---

[1] Voir les hôtels et villas, p. 90, 98 et 99.

[2] Ce théâtre est bâti en face du Jardin municipal; il est très elegant, et possède toutes les commodités exigees dans les etablissements de ce genre. Il peut contenir mille personnes. Des troupes dramatiques et d'opera-comique y jouent pendant la saison d'hiver.

Les marchés sont entretenus avec soin, bien placés et copieusement fournis de fruits, de légumes, de poissons, de volailles, de viande, etc., le tout de première qualité, et relativement peu cher.

L'abattoir est commode, distribué avec intelligence, bien ventilé, pourvu d'eau, muni de tous les appareils propres à faciliter le travail, et réunit les meilleures conditions hygiéniques qu'on puisse exiger pour des établissements de ce genre.

Sur la plage, près du môle, on aperçoit un pilier très élevé, où se trouve un sémaphore appartenant à la maison Blandy Brothers et Cᵒ[1]. Ce sémaphore signale l'arrivée des bateaux à vapeur, une heure au moins avant leur mouillage, donnant ainsi le temps aux voyageurs en partance de préparer leurs effets, et permettant aux habitants de l'île de se rendre au-devant de ceux de leurs amis qui arrivent dans le pays[2].

Trois cercles ou *Clubs* permettent à la bonne société de Madère de se réunir souvent, et en même temps de profiter de la lecture des journaux francais, anglais, allemands et portugais.

Le *Club Funchalense* est abonné au *Figaro*, au *Journal des Débats*, à l'*Illustration*, à la *Revue des Deux Mondes*, etc. Dans ce cercle (celui du *high-life* madérois), pendant la saison d'hiver, depuis le commencement de décembre, jusqu'au mois de mai, le temps du carême excepté, on donne des soirées dansantes à peu près tous les quinze jours, et de temps à autre aussi des bals de bienfaisance. Les étrangers passant l'hiver parmi nous

[1] Voir *banquiers*, p. 92.

[2] Pour la convenance de nos visiteurs, il existe une carte imprimee designant les drapeaux speciaux de chaque ligne de vapeurs, que l'on peut se procurer aisement.

aiment à fréquenter ces réunions, où ils sont toujours reçus avec empressement et courtoisie.

Le club dit — *Association commerciale,* — parce que tous les négociants se réunissent, dans une de ses dépendances, pour discuter leurs intérêts et ceux du pays, — est situé près de la mer; il est une grande ressource pour les étrangers et les nationaux. On y trouve aussi des journaux français, anglais, américains, portugais et allemands. Les abonnés peuvent aussi se rendre compte de l'arrivee et du départ de tous les bâtiments, qui relâchent à Funchal, parce que les bureaux du capitaine du port et de la Santé se trouvent établis dans le même édifice; les chefs de ces services fournissent très gracieusement tous les renseignements demandés par les membres du club, lequel a ses portes ouvertes depuis le lever du soleil jusqu'à neuf heures du soir.

Le troisième club est *Anglais (English rooms);* il est pourvu d'une très bonne bibliothèque, et reçoit une grande quantité de journaux étrangers.

Les clubs *Funchalense* et *Anglais* possèdent de bons billards [1].

Il y a quatre hôpitaux dans la ville : l'hôpital général ou *Sancta Caza da Misericordia,* celui des Lazaros (éléphantiasiques), l'hôpital militaire, et l'hôpital de la princesse *D. Maria Amelia* (de Bragance), celui-ci institué en mémoire de la vertueuse princesse de ce nom, par la piété de feu S. M. l'Impératrice douairière du Brésil, duchesse de Bragance, son auguste mère.

Une petite infirmerie, décorée du nom pompeux de *Seamen's Hospital,* a été installée depuis peu d'années. Destinée à recevoir des marins étrangers, de passage dans notre port, et que l'état maladif empêche de poursuivre

---

[1] V. p. 92, nous indiquons le prix des abonnements à tous les clubs.

leur route, cette infirmerie a rarement l'un de ses lits occupés, ce qui montre son peu d'importance.

Tout dernièrement, une nouvelle œuvre vient d'être fondée par un Russe résidant à Funchal depuis plusieurs années, à cause de l'état valétudinaire de sa femme. C'est un dispensaire portant le nom de son fondateur, M. Ouchkoff. Cet établissement rend beaucoup de services aux pauvres du pays.

Le premier des quatre hôpitaux mentionnés ci-dessus reçoit indistinctement tous les malades. Fondé en 1685, ses constructions se ressentent un peu de cette ancienneté, malgré les améliorations qui y ont été introduites dans ces derniers temps. Un de ses bâtiments sert à une école de médecine secondaire, fréquentée par un certain nombre d'élèves et quelques sages-femmes [1].

L'hôpital de *S. Lazaro*, à l'ouest de la ville, entretenu par la municipalité, contient 7 éléphantiasiques des deux sexes et de tout âge. Il a été institué pour recevoir les malheureux atteints de cette hideuse maladie et évite ainsi à la société la vue de ces malades qui offrent un si triste spectacle.

L'*Hôpital militaire* est consacré spécialement à la réception des militaires de la garnison de Madère; il se trouve bâti au milieu d'un champ, et dans une superbe position. On y reçoit environ 600 malades par an.

Le quatrième et le dernier de ces établissements nosocomiaux sert spécialement aux affections chroniques de la poitrine.

Fondé en 1853 par feu l'Impératrice douairière du Brésil, comme nous l'avons dit plus haut, il fut d'abord établi provisoirement dans une maison de la ville; l'édi-

---

[1] Cette école a été fondee par le Dr Antonio da Luz Pitta, notre père adoptif, et ne delivre que des diplômes d'officier de sante, ou de sage-femme.

fice actuel a été terminé en 1859, et les premiers malades y ont été reçus le 4 février 1862.

C'est un vaste bâtiment contenant des lits pour 34 malades des deux sexes, très aéré et réunissant toutes les conditions indiquées par la science pour l'installation des établissements de ce genre [1].

Entouré d'un magnifique jardin, avec des arbres offrant un ombrage très agréable, et possédant une variété de plantes de tous les pays, il cause l'admiration de tous les connaisseurs qui le visitent. M. le Dr Dupont, médecin en chef de la marine française, nous disait il y a quelques annees, au moment de son passage à Madère, sur l'escadre volante, et cela avec un grand enthousiasme, que rien ne lui avait causé tant d'admiration comme de voir groupées dans un simple jardin les arbustes et les plantes du Japon, de l'Australie, de l'Amérique et de l'Europe !

M. le Dr Danet, de Paris, ayant aussi visité Madère en 1888, parle de ce jardin dans ces termes : « Le jardin de « ce superbe établissement est de beaucoup le plus riche « de l'île et un des plus beaux; ce que l'on y trouve de « plantes est étonnant [2] ! »

---

[1] D'après les instructions de l'auguste fondatrice, consignees dans le reglement souscrit de sa main, seuls les pauvres portugais et bresiliens, professant la religion catholique romaine, et produisant un certificat de bonne vie et mœurs, peuvent être admis a l'hospice.

Les jardins, terrains et bâtisse ont coûte un million de francs. L'imperatrice etant morte avant d'avoir dote son œuvre, elle en laissa la charge a sa sœur la reine Josephine de Suede, morte elle-même en 1876, laquelle avait herite de la grande fortune de la première princesse.

La dotation de cet hôpital a ete d'un million de francs, lequel, place en fonds français, fournit le revenu suffisant pour defrayer toutes les depenses de l'Hospice. Bâtisse et jardin sont aujourd'hui la propriete de Sa Majeste le Roi Oscar de Suède.

[2] Bulletins et memoires de la Société de medecine pratique de Paris, n° 23, 1er decembre 1888, p. 817.

Les salles de cet hôpital, desservies par des sœurs de Saint-Vincent de Paul, contiennent un, deux, quatre ou six lits. Les plafonds sont très élevés, la ventilation y est parfaite, et tous les malades jouissent du confort compatible avec leur état.

Nous avons eu la consolation de pouvoir rendre à la santé plusieurs de nos malades, lesquels se trouvaient atteints d'une tuberculose avancée, et dans la première période de cette terrible maladie les faits de guérison sont nombreux. Du reste, nous avons eu l'occasion de publier, à plusieurs reprises, les résultats de nos observations cliniques[1].

Dans des terrains dépendant de l'hospice, se trouve un ouvroir pour les jeunes filles qui y sont admises depuis l'âge de quatre ans jusqu'à dix-huit ans. Les sœurs de Saint-Vincent de Paul en ont aussi la direction supérieure. La maison d'habitation a été élevée comme par enchantement, avec des dons volontaires et avec le produit de plusieurs ventes. Aujourd'hui on y élève 56 jeunes pensionnaires, qui trouvent le moyen de subvenir à leur entretien par leurs travaux de broderie, de blanchissage et de repassage. Nous appelons l'attention des étrangers qui viendront à Madère sur les ressources que leur offrira cet établissement.

Tout dernièrement, et aussi sous la direction des mêmes sœurs, une crèche vient d'être installée. Dans les classes externes déjà existantes, et avec les enfants venant à la crèche, il y a une totalité de 300 petits êtres recevant avec une instruction chrétienne la nourriture

1° Rapport annuel de l'hospice de la princesse D. Maria Amelia, par le Dr Mourâo Pitta. Paris, 1879. A. Parent, imprimeur ;

2° L'année medicale a l'hospice de la princesse D. Maria Amelia par le même auteur. Paris, 1880, et chez le même imprimeur ;

3° Rapport de Sa Majeste Oscar II, roi de Suede. Lisbonne, 1883, chez Lallemant freres.

quotidienne. Cette œuvre est entretenue par la charité publique.

Funchal possède aussi un asile de mendicité pour les pauvres des deux sexes, y compris des enfants orphelins qui, dès leur début dans la vie, se voient privés de la direction paternelle et plongés dans la misère la plus absolue. Cette œuvre, sans avoir aucun revenu fixe, entretient en permanence 160 individus, et c'est encore la charité privée qui vient au secours de ces pauvres, car ni le gouvernement, ni la ville ne viennent en aide à cette œuvre si méritoire.

Cet asile est fort bien tenu, malgré sa pauvreté.

La prison est placée au centre même de la ville, dans le quartier le plus populeux, et par suite se trouve entourée d'habitations. Bientôt, cependant, elle sera transférée au fort du *Pico*, connu de tous ceux qui viennent à Madère, puisqu'il domine la ville, et s'aperçoit de tous côtés. Après ce déménagement, on démolira la vieille prison et en son lieu et place une avenue conduisant de la place de la Cathédrale à la plage, sera percée.

Le territoire de Madère est arrosé par une foule de sources qui ne tarissent jamais. Funchal est traversée par trois ravins soigneusement encaissés, dans la direction N.-O., S.-E., et fécondant les campagnes environnantes.

En outre de cette eau, qui sert aussi à l'arrosage des jardins, des rues et des places, au service ordinaire des habitations et des vidanges, aux besoins de l'industrie, aux réservoirs pour incendies, il y a l'eau potable qui est fournie par cinq fontaines situées non loin du palais du gouverneur, sortant d'un énorme bloc de rocher, à une trentaine de mètres de la plage. Ces fontaines portent le nom de *João Diniz*, et elles sont si abondamment fournies que le quart de leur eau suffit aux besoins des habitants et aux provisions des nombreux bâtiments qui viennent relâcher à Madère.

Cette eau potable est réputée excellente et salubre, et, d'après les analyses chimiques, il est positif qu'elle possède toutes les qualités requises pour une bonne eau. Limpide, fraîche, inodore, d'une saveur vive et agréable, elle ne forme pas de sédiment dans les vases, alors même qu'on la garde longtemps. Elle cuit bien les légumes, et dissout parfaitement le savon. Ces propriétés se conservent à toutes les époques de l'année, et les plus gros temps ne la troublent ni ne l'altèrent.

Dans ces derniers temps, la municipalité a fait l'acquisition de nouvelles sources, pour augmenter l'eau dans les divers quartiers de la ville. Nous voulons parler de la source du *Campo da Barca*, de celle qui sort d'un roc dans le ravin de *Sancta Luzia*, et enfin de celle qui jaillit à *Crujeira (Monte)*. Toutes ces eaux sont d'une qualité fort supérieure, quelques-unes étant d'une grande pureté, comme il a été constaté à la suite d'une analyse chimique faite à Londres [1].

' RÉSULTATS DES ANALYSES PAR GALON IMPÉRIAL (4 K. 480) DE LIQUIDE

Eau de la source Est de la fontaine Joâo Diniz

Limpide, bien aerée, goût salin insignifiant.

Résidu total a l'évaporation   0,560 gr.
Matiere minerale.... .... 0,448 »
Matiere organique........ 0,112 »

Eau de la source du milieu, fontaine Joâo Diniz.

Limpide, insipide, inodore, bien aérée.

Résidu total............... 0,320 gr.
Matiere minerale......... 0,224 »
Matiere organique........ 0,096 »

Eau source ravin Sancta Luzia (Nord)

Limpide, insipide, inodore, bien aerée.

Résidu total.............. 0,179 gr.
Matiere minerale......... 0,137 »
Matiere organique........ 0,031 »

Eau de la source Ouest de la fontaine Joâo Diniz

Limpide, bien aeree, goût salin insignifiant.

Résidu total a l'evaporation   0,512 gr.
Matiere minérale.......... 0,384 »
Matiere organique........ 0,128 »

Eau de la fontaine de Campo da Barca.

Limpide, insipide, inodore, bien aérée.

Résidu total............... 0.3264 gr.
Matiere minérale........ 0,2432 »
Matiere organique....... 0,0832 »

. Du reste il était temps que lumière se fît sur un sujet si important; plusieurs médecins étrangers et même d'autres personnes, ayant des intérêts opposés aux nôtres, ont émis, dans le but d'une propagande anti-madérienne, une opinion opposée à nos assertions. Peut-être ces personnes avaient-elles fait analyser l'eau qui sert aux irrigations des terres et à d'autres usages, et par suite de cette circonstance, ou de toute autre, elles avaient conclu que notre eau potable ne méritait pas cette renommée. Il est vrai qu'une partie des habitants des environs de Funchal, et de l'intérieur de l'île, par indolence, ne se donnent pas la peine d'aller puiser leur provision d'eau aux bonnes sources; ils se servent pour les usages domestiques de celle qui passe à leur portée, dans des conduits à ciel ouvert, et qui est destinée à l'arrosage des terres : cette eau est, en général, plus ou moins polluée par des détritus de toute espèce, que les riverains y laissent tomber, sans penser au mal qui peut en résulter, et cela malgré les remontrances des personnes capables de leur donner de bons conseils. La majorité de cette population, pour éviter une longue course, préfère s'exposer aux maladies, dont *leur négligence peut être la seule cause.*

Nous devons ajouter cependant que les étrangers venus à Madère n'ont jamais bu de cette eau-là. Depuis vingt-cinq ans que nous exerçons la médecine dans ce pays, jamais il n'est venu à notre connaissance qu'une

Eau source ravin Sancta Luzia (Sud).	*Eau source Corujeira Monte*
Limpide, insipide, inodoré, bien aérée.	Limpide, inodore, insipide, bien aérée.
Résidu total .... 0,192 gr.	Résidu total...... .... 0 250 gr.
Matière minérale......... 0,166 »	Matière minérale..... ... 0,172 »
Matière organique........ 0,025 »	Matière organique........ 0,083 »

Ces analyses ont été dressées par M. P.-L. Phipson, docteur en pharmacie, professeur d'analyse chimique, etc., a Putney. Londres, en novembre 1887.

maladie quelconque se soit manifestée chez les habitants de Madère par suite de l'ingestion des eaux courantes. Nous ferons exception pour celles d'une source située dans la paroisse de *Porto da Cruz* (nord de l'île) dont les habitants faisaient usage. Ceux-ci rendaient des *anky-lostomes* en quantité et quelques *trichocephalus dispar*, après avoir reçu un traitement approprié à l'hôpital de la *Misericordia*.

Tous les hygiénistes s'accordent à dire, avec raison, qu'une ville ne saurait avoir trop d'eau, surtout d'eau bien salubre. Sous ce rapport, Funchal n'a rien à envier aux villes les plus libéralement pourvues, et les plus pauvres s'en procurent autant qu'ils en désirent, sans dépense ni perte de temps.

Aussi l'agriculture est-elle, comme l'industrie, sans le moindre germe d'insalubrité. Les habitations sont pro-pres et commodes, les plantations de la ville, des fau-bourgs et des jardins contribuent à la pureté de l'air et à sa fraîcheur. La végétation est des plus belles et des plus variées dans tout l'hémicycle de Funchal; elle se continue jusqu'au sommet de la montagne, en s'éten-dant vers l'est. La vie y est des plus faciles, grâce à la bonté du climat, à la bonne qualité et à l'abondance des aliments de tous genres. Que peut-on souhaiter de plus, sous un ciel magnifique, en presence de l'immensite de l'Océan, sur un sol arrose dans tous les sens, et néanmoins peu humide, dans une ville hospitalière entre toutes ?

Aussi Madère, et Funchal particulièrement, la capitale de l'île, sont-elles dans les meilleures conditions sani-taires, ou du moins y trouve-t-on réunies les plus essen-tielles.

Ecoutez le Dr Garnier (de Paris), c'est un médecin qui parle, et jugez, à son langage, de l'impression que pro-

duit ce pays sur ceux qui le visitent pour la première
fois :

« Lors de notre passage à Funchal, c'était vers la fin
« d'octobre 1850, nous venions de quitter le Havre, où
« la température était déjà très froide et humide, et ce
« froid humide s'était encore accru en traversant la
« Manche. Nous avions essuyé de violentes tempêtes,
« couru de grands dangers sur cette mer orageuse et
« tourmentée, et nous étions encore plongés dans les
« angoisses du mal de mer et le profond anéantissement
« qui en résulte, lorsqu'on |nous débarqua dans cette
« ville. Tout à coup, au lieu de ce froid humide de la
« mort, nous fûmes pénétrés d'une douce chaleur vivi-
« fiante qui nous ranima ; une atmosphère claire, lim-
« pide, remplaçait les brumes de l'Océan, et à l'odeur
« nauséabonde, aux vapeurs méphitiques du navire,
« succédait un air pur, suave et fortifiant, que nous
« respirions à pleins poumons. Ce fut pour nous comme
« une résurrection : la vie succédait à la mort, le prin-
« temps à l'hiver. Et quel printemps !... la nature la
« plus riche s'étendait de toutes parts à notre admira-
« tion, unissant la force majestueuse des climats tem-
« pérés à une grandeur luxuriante qu'elle a sous les
« tropiques. Des plantes grimpantes, entrelacées aux
« rameaux d'arbres, suspendues en guirlandes aux
« aisselles des branches, formaient des berceaux, des
« coupoles de verdure jusque dans les promenades pu-
« bliques. L'orme, le chêne, le platane s'y rencontraient
« à côté du laurier-cerise, du palmier. A chaque pas
« nos regards étaient arrêtés et charmés par des plantes
« nouvelles à l'aspect grandiose, aux proportions colos-
« sales. Les unes couvertes de fleurs aux vives couleurs,
« d'un éclat éblouissant, excitaient notre admiration,
« tandis que d'autres, chargées de fruits succulents,

« faisaient nos délices. La tiède atmosphère, embaumée
« de suaves parfums de ces fleurs, de l'arome de ces
« fruits délicieux, circulait partout, doucement agitée
« et rafraîchie par les brises de l'Océan. Une eau cris-
« talline, descendant en cascades des montagnes, ser-
« pentait en ruisseau dans la ville, sur un lit de
« cailloux, et murmurait doucement dans sa course
« rapide avant d'arriver à la mer. C'était, pour le dire
« en un mot, un véritable Eden, que nous quittâmes
« bien à regret et dont nous avons conservé le plus
« doux souvenir [1].»

On objectera peut-être que cette prose, pour être
l'œuvre d'un médecin, ressemble beaucoup à la poésie,
et que l'imagination pourrait avoir eu sa part dans un
tableau aussi imagé. Qu'importe! si la poésie représente
fidèlement la nature. La vérité ne perd pas son caractère,
parce qu'elle est traduite en un noble et beau langage.

Et que dira-t-on de l'opinion émise par l'éminent
professeur Jaccoud (de Paris), sur Madère ? Voilà ses
paroles :

« Je ne dis rien du charme indescriptible de cette
« contrée montagneuse, véritable Suisse de l'Océan,
« non plus de l'enchantement produit par une végéta-
« tion luxuriante, qui montre aux yeux étonnés et ravis
« les richesses de la flore tropicale confondues, par une
« association unique, avec les produits de nos régions
« tempérées; je ne dis rien de tout cela, car je me borne
« à l'utile sans songer à l'agréable, encore bien que.
« pour les malades l'agréable, soit bien souvent un des
« éléments de l'utile [2]. »

[1] *Climat de Madère*, du Dr Barral, traduit en français par le
Dr Garnier, p. 7. Paris, 1858.

[2] *Curabilité et traitement de la phtisie pulmonaire*. Paris, 1881,
p. 451.

Le célèbre capitaine Burton, l'infatigable voyageur africain, parlant sur le même sujet, nous dit : « A Madère, « on peut vivre d'une manière confortable ; il est même « difficile de rencontrer à quelques jours de voyage de « l'Angleterre, ou du continent, un endroit si agréable, « et que l'on peut habiter toute l'année durant [1]. »

Du reste, il ne faut pas rester sur cette impression générale, quelque bien sentie qu'elle paraisse. Avant tout il faut être très sévèrement exact quand on veut parler d'un objet aussi important que le nôtre.

Aujourd'hui on demande pour la climatologie des observations météorologiques précises, rigoureuses, assez suivies, bien décrites. Nous sommes tout à fait d'accord sur ce point ; nous allons donc tâcher de satisfaire ce *desideratum* sur Madère, et de notre mieux.

[1] The Gold Coast for Gold-by Cap. R.-F. Burton. London, 1883.

II

MÉTÉOROLOGIE DE FUNCHAL [1]

Atmosphère. — L'air de Funchal est généralement d'une douceur, d'une suavité si remarquable ; toujours si tempéré, et d'une uniformité telle qu'il semble que l'homme pourrait y vivre sans inconvénient, et les constitutions les plus délicates, les plus affaiblies, les plus impressionnables n'y auraient pas besoin de ces mille précautions, partout ailleurs si indispensables, et que les médecins leur recommandent avec tant de soins comme l'ancre de salut.

Nous démontrerons avec des observations régulières et non suspectes les vérités que nous venons d'affirmer et qui sont conformes à celles anciennement recueillies. Nous présenterons aussi les observations prises ultérieurement dans le *poste météorologique de Funchal,* et consignées dans les *Annales de l'Observatoire, D. Luiz I,* de Lisbonne [2].

[1] Ce chapitre, presque dans sa totalité, a fait partie d'un travail que nous avons eu l'honneur de présenter au congrès international de Biarritz en 1886.

[2] Toutes les observations ont été réduites, ou faites, au thermomètre centigrade.

Nous commencerons ces recherches sur l'état habituel de l'atmosphère, par l'étude de la température.

Température. — Depuis 1749 des observations ont été commencées sur la météorologie de Funchal. Le premier observateur a été Heberden, puis sont venus Kirwan, Gourlay, Heineken, Young, Mac Euen, White, Barral, etc.

De toutes les observations recueillies par ces savants, il paraît résulter que la températue actuelle de Funchal serait un peu inférieure à ce qu'elle était au siècle précédent. Mais il faut remarquer que les instruments employés alors étaient moins perfectionnés qu'aujourd'hui, et que certaines lacunes, ou des changements de localités, sont propres à altérer un peu la rigueur de ces observations.

En tout état de choses, le climat de Madère n'en resterait pas moins un climat hors ligne, quant à sa température.

Acceptons les expériences anciennes et modernes, telles quelles, malgré les imperfections de quelques-unes d'entre elles, qui sont au détriment de notre climat; réunissons-les toutes ensemble, à quoi aboutissons-nous encore? A une moyenne qui est pour Funchal de 18° 56.

Ce résultat, nous l'acceptons comme exprimant la température moyenne du pays, et malgré le chiffre de 19° 68 donné dans la météorologie du professeur Dove, ce qui fait une différence de 1° 12.

C'est un fait acquis, sur lequel il n'y a pas à revenir.

Les moyennes annuelles des tableaux qui suivent ont été obtenues en réunissant la moyenne des températures diurnes *maxima* et *minima*, et elles prouveront notre désir de produire tous les éléments nous permettant de renseigner nos lecteurs d'une manière exacte.

Années	Moyenne de la tem- perature annuelle.	Annees	Moyenne de la tem- perature annuelle.
1865	19°15 c.	1875	18,67 c.
1866	18,87	1876	18,61
1867	19,1	1877	18,96
1868	19,12	1878	19,45
1869	19,07	1879	18,7
1870	18,86	1880	18,36
1871	18,34	1881	18,39
1872	18,54	1882	18,08
1873	18,14	1883	18,17
1874	18,22	1884	18,61

Moyenne obtenue pour ces vingt années : 18° 67.

Maintenant donnons la moyenne des *maxima* et des *minima* pour chacune de ces années, et les différences entre le degré de chaleur le plus élevé à la température la plus basse :

ANNÉES D'OBSERVATIONS	MAXIMA	MINIMA	DIFFÉRENCE
1865	24°55	13°17	11°38
1866	23,16	12,13	13,03
1867	24,54	13,19	11,35
1868	25,39	13,26	12,13
1869	26,67	12,85	13,82
1870	25,60	12,90	12,70
1871	24,82	12,17	12,65
1872	27,62	11,75	15,87
1873	24,88	12,22	12,66
1874	24,45	12,06	12,39
1875	25,51	12,15	13,36
1876	25,99	11,95	14,04
1877	25,89	12,38	13,51
1878	26,16	13,12	13,04
1879	24,91	11,65	13,26
1880	25,67	12,72	12,95
1881	24,74	11,79	12,96
1882	24,39	12 02	12,37
1883	24,45	11,17	13,28
1884	24,79	12,13	12,66

M. le professeur Fonssagrives, dans son formulaire climatologique [1], nous dit que l'écart de la température annuelle de Madère est de 19° 4 C., tandis que dans les observations présentées ci-dessus, l'écart est à peine de 15° 87 C. et encore dans une année (1872) où nous avons été visités par le *sirocco*, comme dans les années 1869 et 1878.

Température mensuelle. — La température moyenne mensuelle, calculée par les moyennes de tous les observateurs jusqu'au D' Barral, donne les résultats suivants pour chaque mois de l'année; en voici le tableau :

Janvier.	16°76	Juillet.	21°95
Février.	17,06	Août.	23,17
Mars.	17,46	Septembre.	23,33
Avril.	17,81	Octobre.	20,06
Mai.	18,78	Novembre.	19,26
Juin.	19,73	Décembre.	19,94

La moyenne mensuelle obtenue au poste météorologique de Funchal nous donne le résultat suivant :

Janvier.	16°07	Juillet.	21°60
Février.	15,63	Août.	22,44
Mars.	15,79	Septembre.	22,03
Avril.	16,98	Octobre.	20,30
Mai.	18,28	Novembre.	18,69
Juin.	19,83	Décembre.	17,42

La faible variation qui existe d'un mois à l'autre est un des caractères les plus essentiels du climat de Madère. La différence d'un mois avec celui qui suit ou avec celui qui précède, quelquefois insignifiante et

[1] *Formulaire thérapeutique à l'usage des praticiens.* Paris, 1882, p. 414.

réduite à des fractions, n'est que d'un degré, ou de deux, et n'arrive jamais à trois degrés. La différence moyenne serait donc, d'après les premiers observateurs, de 1°,22, et selon le *poste* de Funchal, de 1°,15.

La température la plus basse tombe pour les premiers observateurs dans les mois de janvier et de février, soit 16°,76 et 17°,06; le maximum de chaleur se voit en août et septembre, 23°,17 et 23°,33. La différence de l'extrême chaleur au plus grand froid est par conséquent de 6°,57. Suivant le *poste* de Funchal, elle serait de 6°,81. Les calculs du professeur Dove ne lui ont donné qu'une différence de 5°,72.

En additionnant les moyennes de tous les observateurs nous arrivons à une moyenne génerale de 6°,36 de différence entre la moyenne des maxima et la moyenne des minima pour un laps de temps de plus d'un siècle.

Il peut être encore intéressant de rechercher quelles sont la plus haute et la plus basse température observées aux différents mois de l'année :

Voici le résumé des premiers observateurs, d'abord pour le *maximum* :

Janvier.	21°0	Juillet.	26°6
Février.	22,0	Août.	27,7
Mars.	23,8	Septembre.	29,4
Avril.	24,7	Octobre.	26,6
Mai.	25,0	Novembre.	24,6
Juin.	26,6	Décembre.	22,0

et le *minimum* nous conduit aux chiffres suivants :

Janvier.	10°00	Juillet.	16°10
Février.	10,05	Août.	17,70
Mars.	10,05	Septembre.	17,20
Avril.	11,60	Octobre.	14,40
Mai.	11,10	Novembre.	11,10
Juin.	14,40	Décembre.	11,60

On voit que la plus haute température de l'année est de 29°,4 et la plus basse de 10°,0 ; — différence 19°.

C'est peu relativement, car on en observe assez souvent de plus considérables dans un seul mois, dans un seul jour, et même à quelques heures de distance, sous certains climats, classés parmi les plus doux et les meilleurs pour la santé.

Maintenant présentons le tableau des différences entre les moyennes des maxima et des minima obtenues au *poste* de Funchal, résultats d'une observation de vingt années :

	C.	Différence du mois antérieur.
Janvier.	16°07	1°35
Février.	15,63	0,44
Mars.	15,79	0,16
Avril.	16,98	1,19
Mai.	18,28	1,30
Juin.	19,83	1,55
Juillet.	21,60	1,77
Août.	22,44	0,84
Septembre.	22,03	0,48
Octobre.	20,30	1,73
Novembre.	18,69	1,61
Décembre.	17,42	1,47

Différence entre le *maximum* et le *minimum :* 6°,81.

Température des saisons. — En adoptant la division ordinaire de l'année par périodes de trois mois, comme il est d'habitude de le faire, on arrive à répartir la température des saisons comme il suit :

OBSERVATEURS	HIVER	PRIN-TEMPS	LTL	AU-TOMNE	DIFFLRENCE entre la tempéi a-ture la plus basse et la plus elevee
Heberden	18° 14	18° 43	22° 57	22° 67	4° 53
Kirwan	17 96	18.8	22.62	22.58	4.66
Gourlay	15.81	16.4	20.85	20.6	5.4
Heineken . .	15.46	16.9	20.4	18 96	4.94
Dove.	17.9	18.15	22.0	21.16	4 1
Masou.	16.59	18.66	21.8	20.8	5.21
Young. . . . . . Mac-Euen. . . . White.	17.15	18.52	22.0	20.8	4.85
Poste meteorolo-gique de Funchal.	15.57	17.0	21.37	20.33	5.8

D'après le poste météorologique de Funchal, la différence moyenne de la température des saisons successives serait entre elles :

Hiver-printemps.	1°43
Printemps-été.	4,37
Eté-automne.	0,94
Automne-hiver.	4,76

La variation d'une saison à l'autre n'est pas bien prononcée, de même que d'une année à l'autre. La différence
entre la saison la plus chaude et la saison la plus froide
n'atteint jamais six degrés, ce qui ne se rencontre peut-
être dans aucun pays du monde,

Quel heureux privilège pour la conservation et l'entretien de la sante, pour le rétablissement des malades
minés par la consomption, pour le retour et la régula-
rité synergique des forces !

Température journalière. — La température journalière
est aussi fort peu variable dans les vingt-quatre heures
du jour et de la nuit. Il y a des jours où la variation
diurne n'est que de °,83. Les plus fréquentes sont de

2°,22 à 4°,44. Très rarement vont-elles de 1°,66 à 5°,55 et, à moins d'une circonstance tout à fait exceptionnelle, la différence entre le *maximum* du jour et le *minimum* de la nuit ne dépasse pas ce dernier chiffre.

Une preuve de l'égalité de la température dont on jouit à Madère, et de l'excellence du climat sous ce rapport, résulte clairement des deux tableaux suivants, que nous empruntons au professeur Dove, dans lesquels il rapproche les différents pays les plus conseillés aux valétudinaires, aux personnes faibles, aux individus atteints d'affections chroniques ou de phtisie pulmonaire.

On peut donc s'assurer, par un simple coup d'œil, que la différence de la température, entre l'hiver et l'été, est moins forte à Funchal que dans les autres lieux.

TEMPÉRATURE DE DIVERS PAYS, SUIVANT L'ANNÉE & LES SAISONS

PAYS	ANNÉE	HIVER	PRIN-TEMPS	ÉTÉ	AU-TOMNE	DIFFÉ-RENCE extrême
Funchal.	19° 78	17° 9	18° 03	22 °	21° 6	4° 1
Alger [1]	20.63	15.37	18.12	26.18	22.79	10.85
Sᵗᵃ-Cruz de Teneriffe	22 55	18.29	20.48	24.82	23.42	6.53
Pau.	13 42	5 84	12.29	21.14	14.06	15.30
Nice	14.5	7.99	14.9	22.12	16.23	14.13
Naples	15.7	8.69	14.2	23.54	16.4	14.65
Rome.	15.82	7.07	13.58	23.46	17.8	16.39
Palerme.	17.26	11.35	15.36	23.56	19.08	12.21
Le Caire	22 31	14.73	23.1	29.5	21 93	14.77

N'est-on pas autorisé, après les renseignements qui précèdent, de dire plus que jamais que, lorsqu'il s'agit de trouver une température qui ne soit ni froide en hi-

[1] La température que nous donnons sur ce tableau, et dans le suivant, ayant rapport au climat d'Alger, a été puisée dans le travail du Dʳ Mittchell, *Alger, son climat*, etc. Paris, 1857, traduit par MM. Donop, lieutenant d'artillerie, et le Dʳ A. Bertherand.

TEMPÉRATURES MOYENNES DE DIVERS PAYS SELON LES MOIS

PAYS	JANVIER	FÉVRIER	MARS	AVRIL	MAI	JUIN	JUILLET	AOUT	SEPTEMBRE	OCTOBRE	NOVEMBRE	DICEMBRE
Funchal.	17°9	17°3	17°9	18°0	18°2	20°4	22°9	23°05	23°9	21°7	18°13	17°7
Alger	15.10	15.0	15.58	17.61	20.97	23.96	26.89	27.71	26.3	23.25	10.11	16.01
Santa-Cruz de Teneriffe.	17.68	17.93	18.98	19.62	22.98	23.27	25.12	24.93	25.23	23.7	21.39	19.12
Pau.	5.1	6.3	9.33	11.0	16.3	20.1	20.3	23.0	20.2	14.7	8.3	6.0
Nice.	6.92	8.63	10.36	12.68	16.70	20.31	23.6	23.28	15.69	16.21	12.1	8.31
Naples.	7.91	8.66	10.63	14.82	18.20	21.53	24.9	24.58	20.85	16 62	11.72	9.51
Rome.	7.23	8.52	10.93	14.33	18.47	21.72	24.3	24.22	21.12	18.22	11.97	8.77
Palerme.	10.8	10.73	12.22	14.63	18.11	21 79	24.28	24.63	22 57	19.35	15.07	12.62
Le Caire	14.5	13.4	18.8	25.5	25.7	28.13	29.9	29.9	26.2	22.4	16.97	16.3

ver, ni trop chaude en été, Funchal et ses alentours sont les lieux du monde qui remplissent le mieux cette condition?

Pluie. — Il pleut à Funchal presque dans tous les mois de l'année d'une manière régulière; il y en a cependant où il ne tombe pas une seule goutte d'eau. Cela se voit surtout au mois d'août. L'absence de pluie pendant plusieurs mois de suite est une chose rare. On ne connaît, sous ce rapport, depuis plus d'un siècle, que l'année 1749, dont la sécheresse fut telle que le blé brûla sur pied, et que les fruits des arbres tombèrent verts, ou furent devorés par les insectes.

D'ordinaire l'époque la plus pluvieuse de l'année correspond aux mois d'octobre à janvier, à la fin de l'automne et au commencement de l'hiver.

Le plus souvent la pluie ne tombe que pendant quelques heures; il y a ensuite de longs intervalles de beau temps et le soleil se montre dans toute sa pureté. Rarement il pleut le jour sans interruption; en sorte que les malades peuvent sortir et aller se promener presque tous les jours de l'année, en éte comme en hiver, au printemps comme en automne!

Il pleut plus souvent le jour que la nuit, l'après-midi que le soir; plutôt avec les vents du sud et de l'ouest qu'avec ceux du nord.

Les observations pluviométriques n'ont jamais été assez multipliées, ni suivies assez régulièrement, pour offrir tous les élements de comparaison désirables; nous ferons cependant exception pour celles obtenues au *poste* de Funchal, et nous nous y rapportons comme à la seule source méritant toute confiance.

Ainsi nous présentons le tableau suivant, comprenant vingt annees successives et dans lequel nous donnons la totalité des jours de pluie pendant chaque année, et la quantite d'eau tombée pendant ces mêmes années :

ANNÉES	JOURS de pluie	PLUIE en milli-metres (Total)	ANNÉES	JOURS de pluie	PLUIE en milli-metres (Total)
1865.	87	712.4	1875	66	450.4
1866.	91	840.6	1876	90	1029.0
1867.	101	1206.7	1877	72	400 0
1868.	52	332.0	1878	72	803.2
1869.	67	401 7	1879	104	923.7
1870.	86	841.2	1880	94	417.1
1871.	78	712.0	1881	89	605.9
1872.	77	578.2	1882	41	384.1
1873.	99	670.1	1883	69	461 7
1874.	73	518.3	1884	77	421.9

Ce qui nous donne une moyenne de 79 jours de pluie par an, et 638 millim. 5 d'eau répandus sur le sol pour le même temps.

D'après le professeur Fonssagrives[1], le nombre des jours pluvieux serait en moyenne le suivant pour :

Alger.	87 jours.	Nice.	70 jours.
Cannes.	60 —	Rome.	114 —
Hyères.	62 —	Orotava (Ténériffe)	15 —
Menton.	78 —		

En comparant ces moyennes avec celles de Madère, on trouve un certain rapprochement entre le nombre des jours pluvieux d'Alger et de Madère, ce qui démontre la presque identité du climat de la ville française du nord de l'Afrique et celle du pays que nous habitons.

Du reste, M. le professeur Jaccoud fait ressortir d'une manière évidente cette parité de circonstances[2], en don-

[1] *Loc. cit.*, p. 408 a 418.

[2] *Loc. cit.*

nant toutefois la préférence au climat de Madère à cause de l'absence de poussière dans l'île, et surtout à Funchal, comme le font aussi ressortir le professeur Fonssagrives [1], le Dr Danet [2], etc.

Le tableau suivant donne le nombre des jours de pluie par saisons et la quantité d'eau tombée :

ANNÉES	JOURS DE PLUIE				PLUIE EN MILLIMÈTRES			
	HIVER	PRIN-TEMPS	ÉTÉ	AU-TOMNE	HIVER	PRIN-TEMPS	ÉTÉ	AUTOMNE
1865	31	30	4	22	300.1	195.6	6 5	210.2
1866	34	33	3	21	284.9	255.7	21.9	278.1
1867	39	25	7	30	581.0	180.9	28.9	413.9
1868	17	13	4	18	108.1	52.0	7.9	164.0
1869	25	10	9	23	124.6	69.5	48.6	159.0
1870	41	25	3	17	473.5	149.9	4 2	213.6
1871	29	25	3	21	403.2	182.4	9.1	117.3
1872	25	27	5	20	204.4	235.3	1.9	136.6
1873	35	28	6	30	205.0	180.0	17.7	187.4
1874	30	12	6	25	294.6	39.9	32.6	151.2
1875	33	14	1	18	279.5	70.3	0.2	100.4
1876	38	11	5	36	375.1	87.1	14.0	552.8
1877	18	27	10	17	98.4	121.7	62.5	117.4
1878	35	15	6	16	509.3	60.7	10.6	222.6
1879	28	16	1	59	240.0	85.9	9.0	588.8
1880	34	31	8	21	78.7	162.4	19.6	136.4
1881	33	31	5	20	271.3	214.9	39.5	80.2
1882	24	11	1	5	205.1	122.2	24.2	32 6
1883	36	25	2	6	237.7	179.9	21.5	22.6
1884	31	15	2	28	197.9	139.7	27.4	56.9

Hygrométrie.—Les observations hygrométriques faites d'une manière régulière à Funchal ne datent que de l'année 1865.

Depuis 1823, jusqu'en 1853, plusieurs observateurs ont publié le résultat de leurs travaux à ce sujet, mais ils se rapportaient à un temps assez circonscrit et ne dé-

---

[1] *Loc. cit.*, p. 403.

[2] *Loc. cit.*

passant jamais plus de deux ans. Encore faut-il ajouter que ces observations ne pouvaient guère satisfaire les exigences actuelles de la science, puisque la plupart des instruments nécessaires faisaient défaut aux observateurs.

Néanmoins nous pouvons dire que le résultat des travaux auxquels nous nous rapportons se rapprochent, autant que possible, de ceux observés au poste météorologique de Funchal, et que pour ne pas trop nous étendre nous les laissons de côte.

Nous ajouterons cependant que dans les pays les plus secs, dans certaines habitations, ou même dans quelques appartements d'une habitation placés au rez-de-chaussée, sans aucune ventilation bien ménagée, ou sans une bonne exposition, on peut rencontrer un certain degre d'humidite, sans que cela puisse traduire un désavantage pour un pays, pour une contrée.

Il y a bien une certaine humidité dans l'air; mais il est d'observation générale que ce phénomène n'est pas très fréquent dans notre pays, d'autant plus que la rosée tombant à Funchal, ou dans ses environs, est en quantité fort restreinte.

Et à l'appui de notre assertion, nous dirons qu'il est rare de voir les instruments de chirurgie ou de physique s'oxyder après qu'on s'en est servi, et si on ne les a pas essuyés convenablement; les poudres et les sels deliquescents, conservés dans des bocaux convenablement bouchés, ne changent pas de forme, en absorbant l'humidité ou en se liquéfiant.

D'après toutes les observations faites, on arrive à la conclusion que la plus grande sécheresse a lieu pendant les mois de juillet et d'août, et la moindre pendant les mois de décembre et de janvier.

Le *maximum* de la sécheresse se montre le plus souvent vers deux heures de l'après-midi, et coïncide avec la plus haute température; mais il y a de nombreuses exceptions à cette règle.

L'humidité est plus prononcée la nuit que le jour, surtout au lever de l'aurore, et on peut constater une certaine relation entre elle et la température atmosphérique; néanmoins les infractions ne sont pas rares.

Les variations hygrométriques s'établissent d'une manière assez graduelle, la sécheresse augmentant avec le jour, et l'humidité avec la nuit.

Il pleut souvent dans ce pays, sans que l'hygromètre marque un degré notable d'humidité. Cependant si la pluie se prolonge, l'humidité se montre et elle augmente même après que l'eau a cessé de tomber.

L'humidité suit ordinairement les vents du sud et de l'ouest, tandis que la sécheresse accompagne les vents du nord et de l'est; mais il n'y a pas à ce sujet de relation absolue, et le contraire se voit parfois.

Le climat de Funchal n'est ni trop sec ni trop humide. L'atmosphère y semble plutôt humide que sèche, tandis que le sol en est foncièrement sec; or, ce contraste, joint à la latitude du lieu, et à sa température, produit un climat à fond doux et tempéré en même temps.

Sérénité, état nuageux. — La partie supérieure de Madère se montre habituellement nébuleuse, et quand on se trouve en vue de l'île, on y découvre, avec étonnement, presque avec épouvante, un ciel chargé, noir, brumeux. Ce sentiment s'efface bientôt en s'avançant et on ne tarde pas à reconnaître que plus bas, à 500 mètres encore au-dessus de la mer, et dans la ville, l'air est serein, limpide, diaphane.

Cela se passe ainsi dans tous les pays maritimes coupés de hautes montagnes. Les vapeurs montent de la mer régulièrement tous les matins, et si dans le voisnage il y a, comme à Funchal, des élévations de 360 à 1,800 mètres, l'atmosphère est saturée, et la température aidant moins à la conservation de l'état transparent, elles tendent à se condenser, à se précipiter, et à prendre la forme de nuages épais, de brouillards, de brumes. On aperçoit souvent deux ou trois couches différentes de brouillards à diverses hauteurs, la dernière comme formée de duvet ou de filaments blanchâtres. Le soir, toutes ces vapeurs sont poussées vers la mer, et la cime des monts s'éclaircit.

A Funchal particulièrement, il y a un certain nombre de jours très clairs et beaux, avec un ciel pur et presque sans nuages ; quelquefois l'atmosphère reste lumineuse et resplendissante pendant plusieurs jours consécutifs. On y compte aussi des jours brumeux, où les nuages voilent le ciel, sans que la pluie survienne. Le plus souvent l'atmosphère y est parfaitement dégagée le matin, puis elle se couvre de temps à autre, dans la journée, des nuages plus ou moins séparés ou de vapeurs blanches qui s'élèvent de l'Océan et modèrent l'action du soleil. Le soir, le temps se brouille un instant, et ensuite, surtout à minuit, des étoiles brillent au firmament d'un éclat tropical. Il est rare que le soleil reste caché un jour entier, même à l'époque des pluies.

Le mouvement ordinaire des nuages n'est pas très rapide, les vents n'ont pas une grande vitesse. Parfois les nuages restent immobiles des heures entières, dans des moments de calme complet où on ne sent pas le plus léger souffle, et aussi lorsque le vent veut changer.

Pour savoir à quoi s'en tenir sur ce sujet, on n'a qu'à faire le dépouillement des observations des divers états de l'atmosphère prises des années 1865 à 1884 inclusivement.

Ces observations ont été prises trois fois dans la journée : à neuf heures du matin, à trois heures de l'après-midi et à neuf heures du soir, donnant ainsi un total de 1,095 observations pendant chaque année.

En voici le résumé :

ANNÉES	SÉRÉNITÉ de l'atmosphère	NUAGES epars	CIEL couvert	PLUIE pendant les observations
1865	331	450	108	106
1866	371	490	95	139
1867	347	522	71	155
1868	371	534	113	77
1869	383	422	207	83
1870	369	412	209	105
1871	387	445	168	95
1872	384	386	231	94
1873	353	438	163	141
1874	375	449	178	93
1875	380	420	205	90
1876	392	391	183	129
1877	385	399	206	105
1878	397	405	188	105
1879	322	483	182	108
1880	360	427	197	111
1881	392	400	194	109
1882	335	477	208	75
1883	359	497	103	136
1884	367	489	193	106

En général, le matin, le temps est plus beau que le soir.

Les mois de février, juillet et août ont les plus beaux jours, et octobre, novembre et janvier les moins beaux.

Le printemps et l'été donnent le plus grand nombre de jours clairs, et l'automne, sous ce rapport, gagne sur l'hiver, ayant de plus beaux jours.

Météores aqueux divers. — En dehors de la pluie et de l'humidité atmosphérique, les autres météores aqueux sont trop rares pour mériter notre attention et pour avoir une influence nuisible pour la santé des valétudinaires.

Rarement il tombe un peu de grêle, confondue avec les ondées de pluie très denses, mais elle se fond très rapidement.

Les tempêtes sont aussi rares ; il y a des années où les hivers se passent aussi tranquilles, sous ce rapport-là, que les étés.

Sur la cordillère des montagnes, au centre de l'île, pendant l'hiver, on remarque la présence d'un peu de neige, sans que la température de Funchal en souffre la moindre atteinte. Mais il y a des années aussi où ce phénomène ne se présente pas.

Météores ignés; électricité et ozone. — Le tonnerre ne s'entend guère que dans le lointain, et encore très rarement. La foudre tombe aussi assez rarement à Funchal; c'est plutôt dans les endroits les plus elevés de la ville, dans les faubourgs ou sur les montagnes, qu'elle s'enfonce dans la terre.

On n'observe ici que de faibles orages, et, pendant vingt années, nous pouvons en signaler quarante-cinq; l'année 1876 nous en a fait éprouver onze, mais il y a des années où il n'y en a pas du tout.

Dans ces derniers temps, on s'est occupé de l'ozone atmosphérique; on lui a fait jouer un rôle assez important dans ses relations avec les corps vivants, et l'on a attribué à cet agent des qualités pouvant influer sur la cause des épidémies et des constitutions médicales.

Il ne nous a pas été donné d'apprécier ces qualités sous le rapport des épidémies, puisque dans les dernières quinze années de notre sejour à Madère, aucune épidémie ne s'est manifestée dans le pays.

En ce qui regarde les constitutions médicales, nous pouvons affirmer que la diminution du degré ozonomé-

trique coïncide toujours avec la manifestation d'un état
morbide quelconque, indépendamment de la constitution
régnante.

Plus l'atmosphère est pure et claire, moins l'ozone est
répandue dans l'air ambiant, et, quand le temps est à
l'orage ou pluvieux, cet agent se trouve en plus grande
quantité.

Dans le tableau ci-après, on pourra apprécier aisément
la moyenne journalière de l'ozone mesuré au *poste* de
Funchal pendant tous les mois de l'année, avec l'ozonomètre de Jame (de Sedan), adopté par Bérigny. Ces
observations ont été faites toutes les douze heures et
dans un laps de temps de vingt années.

ANNÉES	JANVIER	FÉVRIER	MARS	AVRIL	MAI	JUIN	JUILLET	AOUT	SEPTEMBRE	OCTOBRE	NOVEMBRE	DÉCEMBRE
1865	6'1	4°77	5°9	5°8	5°3	4°8	4°4	5°56	5°3	6°0	5°5	6°3
1866	7 5	6.4	6.8	4.6	6.0	6.1	6.0	4.6	5 2	6 5	7 7	6.4
1867	8.8	6.6	8.1	6.6	7.2	6.1	5.0	4.7	5.7	6.7	9.0	8.5
1868	7.8	6.4	6.7	7.0	6.5	6.9	6.3	6.0	5.9	5 8	6.2	6.6
1869	7.2	5.8	4.8	4.7	5.1	4.6	4.2	4.5	4.7	4.9	5.3	4.7
1870	6 6	8.3	6.9	6.7	6.0	5.3	5.2	5.6	4.8	5.0	6.5	7.2
1871	5.3	5.2	6.0	5.6	5.2	3.9	3.6	4 1	4.4	4.2	5.6	5.8
1872	5.5	5.7	5.9	6.3	6.0	5.3	4.4	4.5	5.1	5.1	5.5	5.5
1873	5.2	5.0	5.2	5.5	4.5	4.5	4.1	4.0	4.1	4.7	5.0	5.0
1874	5.1	4.9	4.6	4.6	4.8	4.6	4.1	4 2	4.2	4.6	5.2	5.2
1875	5 2	5.2	5.0	4.9	4.5	4.5	4.2	4.0	4.4	4.2	4.3	5.1
1876	5.4	5.3	5.1	4.8	5.1	4 9	4.3	4.2	4 3	5.5	6.4	6.7
1877	5 4	5.2	5.3	5.2	4.5	4.4	3.9	4.1	4.5	4.5	4.3	4.8
1878	4.7	4.9	4.6	5.2	4.5	3.9	4.1	3.8	4.0	4.4	5.2	6.1
1879	4.9	4.0	4.6	4.6	4.5	4.4	3.6	3.6	3.7	4.4	6.0	5.9
1880	5.6	5.24	4.82	4.72	5.27	4.30	4.18	4.19	4.03	4.93	4.57	4.79
1881	5.0	4.80	6.31	6.33	4.84	4.1	4.05	3.84	4 27	4.32	4.89	4.92
1882	5.9	6.5	4.98	4.87	5.6	4.76	4.08	4.14	4.26	4.5	4.77	5.1
1883	5.2	4.79	5.71	7.51	6.7	3.7	4.09	4.13	4.29	4.9	4.69	6.7
1884	6.3	5.21	5.13	6.21	4.79	5.2	4.21	3.9	4.79	4.11	5.71	5.99

Pression barométrique. — Nous sommes fixés sur l'égalité du climat de Madère, et surtout de Funchal; nous
connaissons son état hygrométrique réel, plutôt humide

que sec, possédant tous les avantages d'une humidité
douce, sans en avoir les inconvénients; donnons donc
les moyennes mensuelles de la pression barométrique
observée au *poste* de Funchal pendant vingt années,
c'est-à-dire de 1865 à 1884 :

	Moyenne en millimetres.	Ecart en millimetres d'un mois a l'autre.
Janvier.	765,26	1,20
Février.	764,06	1,86
Mars.	762,20	0,56
Avril.	761,64	0,27
Mai.	761,37	2,57
Juin.	763,94	1,83
Juillet.	765,77	3,49
Août.	762,28	0,11
Septembre.	762,39	1,71
Octobre.	760,68	2,95
Novembre.	757,73	4,29
Décembre.	762,55	2,61

La moyenne la plus élevée est en juillet, la plus basse
en novembre, et la différence entre les deux extrêmes
est de $12^{mm}04$.

Les différences si légères qui se montrent entre les
moyennes des mois, la sensibilité du mouvement barométrique diurne, qui est si peu prononcée que les oscillations de la pression atmosphérique ne s'aperçoivent,
en dehors d'une cause perturbatrice quelconque, que
par une longue série d'expériences; cette pression, qui
se maintient toujours au-dessus de $737^{mm}61$, et habituellement plus près de 750 mm., comme nous l'avons
pu observer dans le *Bulletin* du poste de Funchal, dans
un espace de vingt années; toutes ces données ont la
signification que les autres phénomènes météorologiques.

Elles concordent parfaitement avec l'egalité, la cons-
tance, la pureté de ce climat, si doux à l'homme en

santé, si favorable à l'homme malade, si propice au developpement et à l'entretien de la vie.

Les vents généraux qui prédominent à Funchal sont le nord-est inclinant vers le nord, et le sud-est inclinant au sud et au sud-sud-est. La cordillère élevée, qui va de l'est à l'ouest, protège la baie contre les vents du nord et le versant septentrional de l'île contre les vents du sud. Lorsque le vent du nord, qui est assez fréquent à Madère, souffle, la rade de Funchal reste calme ou elle est agitée seulement par une brise légère, et parfois par les vents réfléchis du sud et de l'ouest.

La position de la capitale de l'île, entre la mer et les montagnes, la direction et la forme demi-circulaire de ces montagnes, les dépressions qui séparent les prés de distance en distance, les sillons profonds et tortueux qui traversent la campagne et la ville, font qu'il y a ici, pendant la plus grande partie de l'année, une succession alternative des vents marins et des vents de terre, dont l'influence est des plus bienfaisantes.

Le sud-est se lève le matin, de huit à neuf heures, quand la température monte; il souffle doucement en suivant le soleil, et, comme il passe sur la plaine liquide, il rafraîchit l'atmosphère et la maintient à un degré de chaleur assez modéré. Vers les quatre heures du soir, le vent, qui vient alors du sud-est, tombe en laissant une température quelque temps égale et très supportable. Puis les vents du nord et du nord-est se font sentir, entraînant à la mer les brumes et les émanations de la ville.

On ne peut pas rencontrer de meilleures conditions pour entretenir la douceur et la régularite de la température, rendre l'atmosphère suave et le pays salubre : les vents de l'est et du sud apportent la fraîcheur et l'humidité; les vents du nord et du nord-est la séche-

resse et la sérénité. Vers le milieu de la nuit, l'atmosphère est plus sèche, et le matin, avant que le sud-est
recommence, elle a entièrement perdu l'humidité qu'elle
avait acquise la veille.

Dans les observations faites au poste météorologique
de Funchal, le nord figure pour . . . 16 fois.

le nord-est pour. . . . . 23 —
le nord-ouest pour . . . 46 —
l'est pour . . . . 21 —
l'ouest pour . . . . 68 —
l'ouest-sud-ouest pour . 140 —
le sud-ouest pour. . . . 471 —
le sud-est pour . . . . . 36 —
et le calme pour . . . . 274 —

moyennes obtenues pendant les années comprises entre
1865 et 1884, — trois observations étant faites dans les
vingt-quatre heures.

Au printemps, les brises (*embates*), dans le sud de
l'île, soufflent plus du côté de l'est, en été de l'ouest;
mais les vents généraux sont du nord-est.

Les vents se lèvent presque tous les jours, et, dans
ceux qui sont les plus calmes, il y a des brises de terre
et de mer pendant quelques heures; mais leur force est
habituellement très modérée, et les brises n'incommodent
pas les malades. Lorsqu'ils soufflent fort, c'est presque
toujours du nord-est et du sud-ouest. Les ouragans sont
très rares dans notre pays. Pendant les vingt années
auxquelles nous nous rapportons le plus souvent dans
ce travail, nous en avons eu à peine huit, et seulement,
pendant tout ce laps de temps, nous avons éprouvé,
quatre-vingt-quatorze jours, où, quelques heures durant,
le vent a soufflé très fortement [1].

---

[1] Il est bon de dire que, même pendant l'hiver, à bien peu
d'exceptions près, tous les bâtiments à la voile peuvent venir

Cette absence de calme complet, cette fréquence des brises, de vents légers, cette rareté de forts courants atmosphériques, continuent à prouver la douceur et l'égalité de ce climat. Il peut y avoir, dans les auteurs, des divergences sur la prédominance de tels ou tels vents, sur l'ordre de leur fréquence selon les saisons et les mois; mais tous s'empressent de reconnaître, comme une vérité de fait incontestable, que les vents doux dominent constamment à Funchal, et qu'ils y sont d'une influence salutaire. Ils ne produisent même pas généralement, en hiver, la sensation du froid.

Pendant l'été, on éprouve à Madere, deux ou trois fois par an, un vent spécial que nous appelons *leste* et les étrangers *sirocco*, à cause de quelque ressemblance avec ce vent d'Afrique, qui règne quelquefois sur les côtes d'Italie. Ce vent souffle de l'est-sud-est avec une très grande force, et dure quelques heures seulement, ou trois, cinq ou sept jours, sans jamais outrepasser ce chiffre, et même il est très rare de le voir durer plus de trois jours. Il s'accompagne d'un haut degré de température : 26°, 28°, 30° et même 32° C., à l'ombre, dans la ville de Funchal, est d'une grande sécheresse : 45°, à l'hygromètre de Daniell. Sur les hauteurs, la température devient de plus en plus elevée.

On l'a vu charrier de la poussière ou un sable fin, impalpable, assez epais pour troubler l'atmosphère, entraîner avec lui une immense quantité d'insectes, et tout indique qu'il vient en droite ligne de la côte occidentale d'Afrique. Il doit sa chaleur et sa sécheresse au lieu de son origine, et sa rapidité, jointe à ce qu'il ne rencontre pas un seul nuage dans son passage de 300

mouiller sur notre rade sans danger. Fn ce qui touche les vapeurs, cela va sans dire, ils peuvent s'approcher du rivage sans aucune crainte, car le port de Funchal n'est pas si mauvais qu'on le dit.

milles sur l'océan, fait qu'il conserve les deux traits distinctifs de son caractère.

D'habitude ce vent est suivi de pluie, et celle-ci abat la chaleur et rafraîchit le sol; tout rentre ensuite dans l'ordre accoutumé.

Lorsque le *leste* arrive dans d'autres saisons, il manque de tout ce formidable appareil, et à peine dure-t-il quelques heures dans une journée.

Cet état atmosphérique est ordinairement supporté par les personnes saines sans aucun inconvénient; chez quelques-unes il procure un sentiment de gêne, d'oppression et de malaise, auquel les animaux ne semblent pas toujours étrangers; mais ce n'est que momentané, et il est très facile à l'homme de s'en garantir.

Les malades en éprouvent des plus prononcés, variés, selon leur état. On a même, de temps immémorial, fait cette remarque singulière que, à côté de ceux qui en étaient fortement troublés et incommodés, on en voyait d'autres qui paraissaient s'en bien trouver et qui accusaient, en ce moment, plus de vigueur, plus de facilité dans le jeu des fonctions organiques, dans les mouvements, plus de liberté dans l'esprit.

Une règle de conduite bien simple, et qui vous permet de prendre votre temps pour expérimenter l'action du climat, c'est de vous réfugier dans l'intérieur des habitations lorsque ce vent règne, si toutefois il est préjudiciable à votre santé ou s'il aggrave votre maladie, et même, pour plus de précaution, vous fermerez les ouvertures.

Saisons. — Le climat de Madère, nous l'avons déjà fait voir, est remarquable par l'égalité de sa température.

Il y a bien des différences journalières, mensuelles, annuelles; des pluies, etc., mais toutes ces différences sont beaucoup moins accentuées qu'ailleurs.

La partie méridionale de l'île est un jardin perpétuel, au milieu duquel est situé Funchal; néanmoins on y éprouve une saison chaude et une saison relativement froide.

L'hiver de Funchal est une très belle saison. La temperature est très agréable pendant le jour, avec un peu de refroidissement le matin, et le soir au coucher du soleil; une heure après, il y a une accalmie complète et entre 7 et 9 heures du soir, sauf de rares exceptions, la température est fort agréable. Du reste, tous les auteurs, qui ont parlé de Madère en connaissance de cause, disent que c'est en cette saison qu'on peut apprecier exactement l'excellence de ce climat, et sa supériorité sur d'autres qui, etant plus à la mode, ne sont pas cependant les meilleurs.

La transition de l'hiver au printemps est presque imperceptible. La température ne s'elève pas avec le soleil, toute proportion gardee, et elle se maintient douce et très agréable, grâce aux pluies des mois de mars et d'avril. On gagne ainsi, dans la plus parfaite modération de tous les éléments, jusqu'à la fin de mai et au commencement de juin, époque à laquelle on va à la campagne, et où les malades étrangers quittent l'île.

L'eté ne présente pas ici comparativement une grande chaleur, grâce aux circonstances que nous avons dejà rapportees. Cependant, pendant les mois de juillet et d'août, à certaines heures de la journée, l'atmosphère est un peu plus chaude en ville, mais sur les montagnes on jouit d'une température delicieuse. Cette particularité a fait dire au D' Heineken « que Madère etait peut- « être plus utile aux malades l'été que l'hiver », — et nous, sans accepter cette proposition d'une manière absolue, nous n'en croyons pas moins que le sejour de Madère pendant l'été est fort utile aux individus atteints

des maladies chroniques de la poitrine. Du reste, notre
experience personnelle nous le demontre d'une manière
irréfutable.

Suivant les hauteurs, on trouve des températures différentes. Dans les plus elevees on a besoin quelquefois
de se mettre au coin du feu, pour être plus confortablement, pendant les mois de juillet et d'août.

Le séjour de l'île est donc tres agréable et très salutaire
aux malades en toutes saisons, avec la seule précaution
d'un changement de résidence en été, à peu de distance
de la ville.

Profitant de la classification du professeur Fonssagrives[1], on peut dire que Funchal, et Madère dans son
ensemble, est une *station fixe,* avec tous ses avantages,
et sans aucun des inconvenients que ces stations peuvent
présenter.

Le professeur Jaccoud[2], en parlant de la residence des
malades à Madère, leur recommande d'une manière
absolue un sejour prolongé dans le pays, puisqu'il réa-
lise au mieux les conditions climatériques nécessaires,
tant par l'uniformité de sa température que par toutes
les autres conditions qui le placent au-dessus de tous
les climats connus, et cela sans contredit. Aussi le savant
académicien est d'avis que Madère possède les avantages
des climats des plaines et de ceux des altitudes, avantage qu'aucune autre station climaterique ne peut pre-
senter.

A la fin de septembre, tout le monde rentre en ville,
après avoir joui pendant plusieurs mois de la traicheur
des montagnes. C'est alors aussi la saison où l'on voit
arriver parmi nous les étrangers qui viennent chercher

---

[1] *Loc. cit.,* p. 408.
[2] *Loc. cit.,* p. 449 et 450.

un soulagement à leurs maux, sinon reconquérir la
santé altérée par les fatigues du corps et de l'esprit ou
par une altération quelconque de l'organisme.

Après les irrégularites de l'équinoxe, le resté de la saison automnale est beau, et l'on atteint ensuite l'hiver par
une diminution lente et graduelle de la température.

Le D' Barral disait : « Et les saisons s'écoulent et se
« succèdent, laissant aux arbres leur feuillage, à la ve-
« gétation sa beauté et sa verdure, aux jardins leurs
« fleurs, sans que l'on rencontre jamais à l'entour de
« Funchal un champ sec, aride, ravage par les frimas ou
« brûlé par les ardeurs du soleil [1]. »

[1] *Loc. cit.*

III

DES PRODUITS DE MADÈRE, DES ANIMAUX

ET DES VÉGÉTAUX DE L'ILE

En examinant la position géographique de Madère, en connaissant la beauté de l'île et sa grande fertilité, on doit se demander pourquoi on n'y a pas établi un jardin d'acclimatation, étant données surtout ses facilités de communications avec tous les pays du monde, car, il faut le dire, notre rade est fréquentée annuellement par plus de huit cents bateaux à vapeur.

Toujours est-il que nous avons les produits de la terre en abondance, et si l'on avait dans ce pays l'esprit d'entreprise, que de choses n'y pourrait-on pas faire, que d'avantages n'obtiendrait-on pas!

Nous ne possedons guère de grandes industries; à peine trouve-t-on un petit nombre de fabriques d'eau-de-vie, des tanneries, des fours à chaux, et des usines à sucre, celles-ci sont aujourd'hui fermées par suite du manque de matière première. La salubrité gagne peut-être à cette absence de hauts fourneaux, etc., etc., mais la fortune publique et l'aisance n'y trouvent pas leur compte.

Aujourd'hui on fait beaucoup de belles broderies, de

la marqueterie, de la vannerie, le tout sur une vaste échelle. L'exportation de ces objets dans le monde entier rapporte beaucoup au pays. Dès que des vapeurs passent dans la rade de Funchal, pendant qu'ils y font leur charbon, il faut voir la quantité de petits canots qui s'approchent des bâtiments pour y exhiber ces produits ; c'est une véritable foire sur le pont.

Quant à l'agriculture, les travaux y sont faciles, et cette terre inépuisable, et propre à tout, récompensera toujours et largement l'homme de ses moindres peines. Comme nous l'avons déjà dit, les produits sont abondants, variés, mais ils pourraient encore être de meilleure qualité si le cultivateur ne conservait pas la vieille routine dans ses travaux, routine lui venant toute tracée de ses ancêtres, et de laquelle il ne s'écartera jamais pour rien au monde.

L'étude de la partie zoologique est très peu avancée, et les personnes qui s'en sont occupées ont publié leurs observations dans les *Annales de la Société zoologique de Londres*, et dans d'autres recueils [1].

Quoique les travaux de cette nature ne s'appliquent pas directement a la médecine, ils éclairent des points importants de la climatologie ; et comme ils témoignent de la beauté de Madère, nous ne voulons pas les passer sous silence, et, à cet effet, nous donnerons en peu de mots une brève énumération des ressources que nous offre le règne animal.

Le voisinage de la mer procure à Funchal des poissons de toute espèce, et la halle en est toujours approvisionnée d'une manière régulière, aux heures du marché.

Nous citerons seulement les meilleurs et les plus estimés.

[1] Ces publications sont dues a MM. P. Vernon, Lowe, Wollaston, Dr Albers et Sir Ch. Lyell.

La *garoupa,* ressemblant au baudroie, le surmulet, le turbot, l'*alfonsim,* le spare, la dorée, le merlan, l'*abrotéa,* le maquereau, la sardine, l'anchois, le thon (excellent), le homard, les crevettes , l'écrevisse, la *craca,* etc., etc.

Parmi les animaux utiles, nous avons les espèces des nations civilisées.

Le bœuf, quoique de petite taille, sa chair est excellente. On se sert de ces animaux pour les transports des marchandises, et pour traîner les chars dans lesquels tout le monde se promène, ces chars tenant lieu de voitures dans notre île.

Dans les campagnes, ce sont les vaches qui remplacent les bœufs pour les travaux des champs, et elles fournissent aussi du lait en grande abondance. Il y en a pour les usages domestiques, et avec le surplus on fabrique de très bon beurre, dont une partie est expédiee en Europe.

Dans ces dernières années, on a exporté beaucoup de bétail pour le Poitugal et pour les possessions anglaises de la côte occidentale d'Afrique. Les bateaux à vapeur, en transit dans nos eaux, s'en fournissent aussi pour leur service de bord.

Il y a une quantité innombrable de chèvres, beaucoup de porcs et du très bon mouton.

Les volailles se multiplient considérablement. On en a de toutes les variétés. Toutes de bonne qualité, on en exporte aussi en quantité. Les œufs sont excellents et frais.

Le cheval est employé comme monture de l'homme pour les personnes aisées. Les chevaux de Madere sont excellents; il y a même des poneys tres torts, et qui sont peut-être préférables pour des excursions dans l'interieur de l'île, là où les routes laissent quelque peu à désirer.

Nous avons une grande quantité d'oiseaux, tels que :
le merle, le *tinto negro,* tous les deux très remarquables
par la beauté de leurs chants. Ensuite il y a le canari, le
pinson, le moineau, etc., etc.

La chasse, abondante jadis, devient plus rare aujour-
d'hui, à cause des braconniers qui tuent la gent ailée au
moment de la ponte, empêchant ainsi la procréation de
ces petites bêtes. Mais on tue encore des pigeons des rochers, quelques perdrix, des bécasses, des lapins, etc.

Le gibier des montagnes est recherché.

Il n'existe pas à Madère d'animaux féroces, ni d'oiseaux
de proie.

Par contre, dans le règne végétal, nous sommes beaucoup plus riches, puisque, indépendamment des végetaux
indigènes, nous en avons beaucoup d'acclimatés ; ceux-ci,
favorisés par le terrain, offrent peu de temps après leur
plantation dans l'île une exubérance telle qu'ils semblent
être aussi indigènes.

Voici, à titre de spécimen, l'énumération de quelques
plantes de Madère, et nous prions le lecteur de vouloir
bien excuser la longueur de ce dénombrement; mais si
nous le faisons, c'est dans le but de faire apprécier la
haute valeur de Madère à cet égard, et de montrer tout
ce qu'on peut en espérer.

L'*anona squamosa* est un arbre assez grand, qui produit un fruit vert à écailles, délicieux à manger. Il est
plus petit qu'au Brésil, et il s'est multiplié à l'infini.
Une de ses espèces ou variétés, c'est l'*anona chermolia.*
On exporte beaucoup de ses fruits en Europe, à Paris et
à Londres, où ils sont très recherchés par les gourmets,
on les paie fort cher.

L'*amygdalus communis,* l'amandier; cultivé. L'*amygdalus persica,* le pêcher; cultivé. Il y en a de plusieurs
espèces. Les meilleures viennent des villages de *Catheta*

et de *Ponta do Sol.* L'*apium graveolens*, céleri; plante indigène, ainsi que l'*apium petroselium.*

L'*anethum fœniculum*, fenouil; indigène. Elle existe encore, mais en petite quantité.

L'*arnica montana*, arnique; indigène.

L'*arum colocassia*, igname de l'Égypte; cultivée dans de grandes proportions. Elle constitue la nourriture d'une grande partie des travailleurs et des pauvres dans les campagnes. C'est un aliment peu substantiel, et inférieur à la batate. L'igname blanche est préférable à la rouge.

L'*amomum zenziber*, gingembre; cultivé.

L'*amomum cardamomum*, cardamome; cultivé.

L'*allium cepa*, l'oignon; cultivé, et atteignant une grosseur prodigieuse. D'une saveur douce, on en récolte des masses que l'on exporte.

L'*aspargus officinalis*, asperge; cultivé. Elle ne vaut pas l'asperge de France.

L'*adianthum capillus veneris*, capillaire; indigène

Le *berberis vulgaris*, épine-vinette; cultivée.

Le *brassica oleracea* et le *brassica napus* (le chou et le navet); tous deux cultivés et de plusieurs qualités. On les exporte sur des vapeurs possedant une calle frigorifique.

Le *borrago officinalis*, bourrache; cultivée.

Le *beta vulgaris*, la betterave; cultivee.

Le *buxus sempervirens*, buis; atteint des proportions énormes. Très usité par les menuisiers.

La *bromelia ananas*, ananas; cultivée. Elle vient en plein air, mais on ne peut la manger qu'avec du sucre à cause de sa grande acidité. Cultivée dans des serres chaudes, elle donne des fruits énormes, très juteux et sucrés; envoyées sur le marché de Londres, quelques-unes y sont payées jusqu'à 60 francs pièce.

Le *bambusa arundinacea,* bambou; cultivé.

Le *cochlearia armoracea,* rave rustique; naturalisé.

La *cinchona calyssaia* et la *cinchona succirubra* viennent aussi avec facilité à Funchal, depuis la hauteur de 200 mètres au-dessus du niveau de la mer. A l'hospice D. Maria Amelia il y a un très bel exemplaire de la *calyssaia.*

Le *citrus medicus,* cédrat; naturalisé depuis longtemps. Il produit des fruits énormes, magnifiques. On en fait une grande exportation.

Le *citrus limonum,* citronnier, et le *citrus aurentium,* oranger; arbres naturalisés qui donnent une grande quantité de fruits excellents. Jadis quand la production etait plus forte, on en exportait en Angleterre. Le *citrus nobilis, mandarine,* y sont délicieuses.

Le *citrus vulgaris,* orange amère; naturalisé. Il est employé en médecine.

Le *cicer arietinum,* pois-chiche; cultivé, il joue un rôle important dans l'alimentation du pauvre.

Le *ceratonia siliqua,* carroubier; cultivé.

La *carica papaya,* cultivée. Le fruit a la forme d'une grosse poire, et le péricarpe est d'un vert très clair. De cette plante on extrait un suc très employe pour preparer la *papéine,* médicament très usité dans certaines maladies de l'estomac.

La *cucurbita latior,* la *cucurbita melopepo* et la *cucurbita pepo,* courges, sont acclimatés et constituent un des aliments les plus ordinaires de la classe pauvre.

Le *cucumis melo,* melon; le *cucumis sativus,* concombre, et le *cucumis citrullus,* melon d'eau, cultives.

Le *coffea arabica,* cafe, cultive. Production facile, qualité excellente pouvant rivaliser avec le moka. On l'obtient de préférence sur le versant méridional de l'île, et jusqu'à une certaine hauteur.

Le *cynara scolymus,* artichaut; cultive.

Le *clethra arborea,* indigène; bois très estimé, et employé par les menuisiers et les ebénistes.

Convolvulus batatas, batate douce; cultivé largement et sert d'aliment pendant une grande partie de l'année à la classe pauvre. On en fait aussi une bonne confiture, qui se consomme en grande partie dans les familles, et qui entre aussi dans les produits d'exportation.

Il y a plusieurs espèces de batates, à savoir : la jaune, la blanche et la violette; la deuxième est la meilleure a manger. On obtient deux récoltes par an.

Le *capsicum annuum,* piment rouge; cultive.

Le *cupressus sempervirens,* cyprès; cultivé.

Le *cupressus madeirensis;* indigène.

Le *curcuma leucorhisa,* petite patate, *arrow-root.* C'est une excellente et abondante production, très estimee, et diversement employée. On fait avec cette plante de la fecule qui sert a preparer des bouillons pour les enfants et les malades, des gâteaux, et on en exporte une grande quantité

Le *Daucus carota,* carotte; cultivé en grand.

Le *datura stramonium,* stramoine; cultivé.

Le *digitalis purpurea,* digitale; indigène.

Le *Dracœna draco,* dragonnier; naturalise.

L'*ervum lens,* lentille; cultive. Très productive, surtout à l'île Porto-Sancto.

L'*Eugenia jambos,* iambe; cultivée.

L'*Eugenia brasiliana,* pettanga; cultivec.

L'*Eryobotrya japonica,* nèfle du Japon; cultivé. Très répandu, donnant enormement de fruits; avec son jus on prepare du vin.

La *fœba vulgaris,* fève; cultivée sur une large échelle.

Le *fragaria vesca,* le fraisier; il y en a de plusieurs

qualités, très bonnes et parfumées. On en mange dès la fin de janvier jusqu'à la fin octobre.

Le *fagus castanea*, châtaignier, naturalisé; très bel arbre, surtout dans le nord de l'île; il donne de bons fruits.

Le *ficus elastica*, caoutchouc, cultivé.

Le *ficus carica*, figuier; le fruit est très savoureux; il en est de gros et d'oblongs.

Le *Gossypium herbaceum*, le cotonnier; cultivé comme curiosité.

Le *Juglans regia*, noyer; naturalisé.

Le *Jatropha manihot*, manioc; cultivé.

Le *Jatropha curcas*, pignon; cultivé.

Le *linum usitatissimum*, lin; cultivé principalement dans l'arrondissement de Ponta do Sol.

Le *lactuca sativa romana*, laitue romaine; cultivée, et de bonne qualité.

Le *Leontodum tarraxacum*, indigène.

Le *lavandula spica*, lavandule; cultive.

Il y a d'autres espèces de la même plante, mais qui sont indigènes.

Le *laurus nobilis*, laurier; cultivé.

Le *laurum fœtans*, til, indigène; c'est un arbre superbe dont le bois est employé pour les meubles; c'est le *laurus madeirensis* de quelques botanistes.

Le *laurus indica*, vinhatico; indigène. Employé comme le précédent.

Le *laurus camphora*, l'arbre à camphre; cultivé comme essai.

Le *lichen rocella*, orseille, indigène.

Le *melia azedarach*, azéderac; cultivé. Cet arbre a pris des proportions supérieures à celles qu'il a dans d'autres pays.

Le *magnifera indiqua*, manga, cultivé; son fruit est

très estimé, quoique inférieur à ceux du Brésil et de l'Inde.

Le *mespylus germanica*, le néflier; cultivé, production immense.

Le *myrtus pimenta*, poivre; cultivé.

Le *mentha rotundifolia*, menthe. Il y en a plusieurs espèces qui sont indigènes.

Le *mirablia jalapa,* jalap; cultive.

Le *morus nigra*, mûrier; cultivé, ainsi que le *multicaulis,* dont les feuilles servent à nourrir les vers à soie.

La *musa Cavendish*, bananier de la Chine; la *musa paradisiaca*, bananier de S. Thomas; la *musa sapientium,* bananier ordinaire, constituent trois espèces qui ont été naturalisées dans l'île et qui produisent une grande quantité de fruits, dont on fait une grande exportation en Portugal et en Angleterre.

Le *nicotiana tabacum*, tabac, cultivé. De qualité supérieure et en concurrence avec celui de la Havane.

L'*olea europea*, olivier; cultivé, mais comme expérience seulement.

Le *phœnix dactylifera*, palmier de l'église; cultivé. Il n'y en a pas beaucoup dans l'île.

Le *pinus cedrus*, cèdre du Liban; cultivé.

Le *pinus larix,* cultivé.

Le *pinus maritima*, le pin; on en a fait de grandes plantations, et son bois sert pour le chauffage, pour les constructions, etc.

Le *platanus orientalis*, le platane; cultivé.

Le *populus alba*, peuplier; cultivé.

Le *papiflora edulis*, maracujà; cultivé.

Le *Phaseolus vulgaris*, haricot; très cultivé.

La classe pauvre en fait une grande consommation.

Le *prunus armeniaca*, l'abricotier, cultivé; les fruits en sont très aromatiques.

Le *prunus cerasus*, cerisier; cultivé, importé de l'Inde par Lucullus, et transporté d'Europe à Madère.

Le *pyrus communis*, poirier; cultivé. Il y en a une grande variété, et les fruits sont excellents.

Il en est de même du *pyrus malus*, pommier; du *pyrus sidonia*, cognassier.

Le *punica granatum*, grenadier; cultivé. Il donne des fruits énormes.

Le *psidium pomiferum*, goiave; cultivé. Le fruit sert à préparer une très bonne confiture dont on fait une grande exportation.

Le *pisum sativum*, le petit pois. Il est cultivé et produit toute l'année.

Le *papaver rhœas*, pavot rouge; naturalisé.

La *Persea gratissima*, cultivée. Produit des fruits très recherches par les étrangers.

Le *quercus suber*, le chêne-liège, cultivé.

Le *ricinus communis*, ricin. Peu repandu, mais duquel on pourrait tirer un grand avantage si la culture s'en faisait d'une manière régulière.

Le *rosmarinus officinalis*, romarin; naturalisé.

Le *rubia tinctorum*, garance; indigène, et production abondante.

Le *rubus idœus*, framboisier; cultivé.

Le *ruta graveolens*, rue; naturalisé.

Le *raphanus sativus*, rave ordinaire; naturalisé.

Le *sacharum officinale*, canne à sucre. A été une des premières cultures de l'île, qui fit place ensuite à celle de la vigne. Depuis 1852, époque des ravages de l'*Oidium Tuckeri*, on est revenu à la canne à sucre dans certains districts de l'île, mais en 1885 une maladie nouvelle a emporté tous les plants sucriers, et la vigne a été replantée de nouveau. Néanmoins on replante de la canne à sucre, dont les plants sont venus de l'île Maurice.

Le *sisymbrium nasturium,* cresson; indigène.

Le *solanum tuberosum,* pomme de terre; cultivée. Production très abondante, nourriture très employée par les campagnards, grande exportation.

Le *solanum melongena,* aubergine ; cultivée.

Le *solanum lycopersicum,* tomate, indigène. Il y en a pendant toute l'annee.

Le *Taxus baccata,* if, indigène. Il sert aux constructions.

Le *triticum hibernum,* blé, de bonne qualité. La production de l'île ne suffit pas aux besoins de la population.

Le *thea viridis,* thé. On l'a cultivé au *Jardim da Serra,* mais sans résultat avantageux.

Le *vitis vinifera,* vigne, naturalise. Importée des îles de Chypre et de Sicile en 1420. Les vins produits par les cépages importés ont acquis une grande renommée sous le nom de *Madère,* qu'on exportait en quantité sur les marchés anglais, russes et américains. En 1852, l'*oidium Tuckeri* est venu porter un coup terrible aux propriétaires de vignobles. Depuis, avec le soufrage et l'importation de nouveaux ceps [1], on a pu avoir de fort bonnes récoltes. Mais en 1870 le *phylloxera vastatrix* est venu à son tour visiter nos nouvelles plantations, commencant ses ravages sur le versant méridional de l'île, et allant tout doucement vers le versant septentrional, où ce fleau a anéanti l'année dernière la plupart des vignes de cetté contrée. Mais comme on avait laissé, dans plusieurs endroits, les terrains en jachère pendant quelques années, on a pu y replanter des ceps, et aujourd'hui la récolte ordinaire des vins à Madère se chiffre par 4,000 pipes de bons crus, soit 16,000 hectolitres, inde-

[1] On compte à Madere trente-sept espèces de cepages dont nous ne donnons pas le denombrement pour ne pas fatiguer l'attention de nos lecteurs.

pendamment d'autres vins plus ou moins coupés, ceux-ci étant vendus à bas prix, tandis que le bon Madère coûte toujours assez cher.

Une chose digne de remarque, c'est que tous les cépages anciens, c'est-à-dire existant avant la visite du *phylloxera*, ont été détruits sur place, excepté celui qui produit le *Malvoisie*.

Les meilleurs crus de Madère sont le *Sercial*, vin très sec; il ne plaît aux gourmets qu'après vingt ans d'âge. — Le *Boal*, vin doux, excellent. — Le *Malvoisie*, le vin le plus doux que l'on connaisse. Le *Tinta*, vin rouge, très astringent. — Le *Madeira*, vin produit par réunion des raisins de toute espèce, excepté de ceux provenant des cépages américains non greffés.

Les ceps importés de n'importe quel pays ne conservent plus du tout le bouquet de leur origine, et donnent du vrai vin de Madère, au bout de trois années de plantation dans l'île.

Aujourd'hui l'exportation du vin de Madère est de 3,000 pipes environ, dont environ 800 pipes vont en France.

La flore de Madère présenterait bien d'autres développements à ceux qui voudraient épuiser le sujet; ici nous n'avons voulu donner qu'un aperçu de cette partie de la botanique, montrant à nos lecteurs notre richesse sous ce rapport. Les bois indigènes, par exemple, comprennent à eux seuls 80 espèces. Les plantes d'ornement, aussi nombreuses que variées, ont été passées sous silence, alors qu'elles font les délices et l'admiration des curieux, par leur splendeur, leur éclat, leurs vives couleurs, la suavité de leurs parfums, etc.

IV

La population de l'île Madère, dans ce moment-ci, doit être de 128,000 habitants environ. Depuis quelques années, à la suite des grandes crises agricoles de ce pays, plus de 6,000 individus ont fui le pays natal pour se rendre soit aux colonies portugaises de la côte occidentale d'Afrique, soit au Bresil, ou aux îles Sandwich. Néanmoins le pays est encore très peuple, et l'agriculture n'en souffre pas. Il faut aussi ajouter que la nature répare vite les pertes de populations éprouvees par l'emigration.

Une partie des gens de la campagne sont d'un teint brun, et en général assez laids. Les habitants de la ville et des villages ont la peau blanche.

Le tempérament sanguin n'est pas rare, surtout à la campagne ; mais le tempérament le plus commun est le bilioso sanguin, avec un mélange plus ou moins accusé, tantôt de lymphatique, tantôt de nerveux.

Les gens aisés vivent bien ; un peu indolents de caractère, enclins aux plaisirs de la table, ils acquièrent de bonne heure beaucoup d'embonpoint.

Jouissant, en général, d'une bonne santé, ils sont très

hospitaliers, aimant à rendre service à tout le monde.
Les étrangers, venant à Madère, s'ils ne sont pas induits
en erreur par des personnes mal intentionnées, peuvent
en toute confiance aller dans la société portugaise, très
bien composée. Des gens de mauvais aloi, il y en a dans
tous les pays; mais, nous le répétons, les Madérois sont
particulièrement bons, doux, polis et affables envers
ceux qui les recherchent.

Les personnes ayant un peu de fortune ont l'habitude
de recevoir, soit à dîner, soit en soirées, pendant l'hiver.
— On a aussi l'habitude d'avoir des jours de réception
dans l'après-midi, des *five o'clock tea*, de sorte qu'on
trouve toujours le moyen de se rencontrer dans le
monde, chez les uns ou chez les autres, et de passer
plusieurs heures agréablement.

Le fond de la population, en général, est bon, et on
respecte la religion du pays. Pendant le carême ont lieu
des processions ou l'on promène des images, et alors
tout le monde des campagnes accourt en ville pour jouir
de ce spectacle religieux, — du reste le seul dont nos
villageois peuvent jouir en cimentant en même temps,
dans leur idée le sentiment religieux qu'ils ne délaissent
jamais.

Les cérémonies de la semaine sainte sont célébrées à
la cathédrale de Funchal avec la plus grande pompe, et
selon le rituel. Le jeudi saint il y a un reposoir, où l'on
place la sainte hostie devant servir à l'office du vendredi
saint, qui mérite d'être visité. Il faut également assister
à la cérémonie de l'*Alleluia* le samedi saint.

Les industriels, les travailleurs et les ouvriers sont
robustes et laborieux. Les plus lourds fardeaux ne
les effraient pas. Il faut voir la facilité avec laquelle
ils transportent, au pas de course, dans les hamacs
les personnes les plus fortes, et cela par des chemins

escarpés ; l'agilité que d'autres montrent en accompa-
gnant des cavaliers pendant des journées entières et
successives.

Les campagnards du nord de l'île sont pour la plupart
admirablement bien conformés, et aussi durs à la
fatigue.

La table du riche est variée, abondante, servie avec
une certaine recherche, et même avec luxe.

Du reste, on peut se procurer facilement des viandes
très succulentes, du poisson frais, des légumes en toutes
saisons, d'assez bons fruits. A côté de cela, nous avons
des vins du cru fort recherchés et très fins, ainsi que de
bonnes liqueurs et de l'excellent caté.

Le paysan est plus sobre que le citadin ; il se nourrit
de patates douces, de bouillie de farine de maïs, de
pommes de terre et de toutes les espèces de légumes,
cueillis dans la campagne. Il ne mange de la viande
que quatre ou cinq fois dans l'année, — les jours de
grande fète, ou quand il arrive un événement heureux
dans une famille. Le poisson salé est aussi très apprécié
par cette classe.

Les villageois de certaines paroisses avaient des cos-
tumes locaux très coquets, mais ceux-ci tendent à dis-
paraître. Néanmoins, dans les fètes patronales des
villages, on peut les voir encore.

Dans ces fètes les bons campagnards se réunissent
pour faire de la musique avec leurs *machetes*, guitares
et violons, et en rentrant dans leurs gîtes, souvent situés
à plusieurs kilomètres de distance, ils chantent tout le
temps, chemin faisant, et sans trop se fatiguer. A
l'occasion de ces fètes, les uns et les autres font des
affaires, en échangeant, sur parole, les produits de leurs
districts réciproquement, sans les avoir cependant
amenés sur les lieux.

Il n'y a pas de maladies endémiques dans l'île. Les épidémies sont très rares. En 1856, le choléra nous a visités, et n'a point reparu depuis. La rougeole, la scarlatine et la coqueluche ne se montrent pas à Madère, à moins d'être importées d'Europe.

Parmi les maladies aigues, nous devons mentionner les fièvres inflammatoires plus fréquentes en été et en automne, mais n'ayant jamais un caractère pernicieux.

Mentionnons aussi les embarras gastriques, des rhumes, des fluxions de poitrine, des maux de gorge, des inflammations de la plèvre, des bronchites, plus fréquents pendant l'hiver.

Quelquefois on rencontre des cas de fièvre typhoïde, laquelle attaque de préférence les adultes de 25 à 40 ans, mais il est rare que cet état morbide se présente avec tout le tableau symptomatique observé dans les autres contrées. C'est dire qu'à Madère, quand on est soigné par des medecins du pays, on en est presque toujours guéri [1].

Il y a peu d'exemples du croup.

Jamais il n'a été signalé aucun cas d'hydrophobie.

Il y a des cas d'éléphantiasis dans deux ou trois paroisses rurales, mais ils ne sont plus si communs qu'autrefois. Ce sont les paroisses du *Paul do Mar*, de *Ponta do Sol* et de *Camara de Lobos* qui fournissent les éléphantiques.

---

[1] Certaines personnes, étrangères à Madère, attribuent le developpement des fièvres typhoïdes survenant chez nos visiteurs, si toutefois ils en sont atteints, à l'ingestion de l'eau de nos sources. Mais, a ce compte-là, avec des eaux si deleteres, les 128,000 habitants de Madère, y compris ces personnes mêmes, seraient tous morts à la suite des fièvres typhoïdes, tandis que notre population augmente tous les ans dans la proportion de 7 pour 1,000, statistique en main!

Cette maladie attaque seulement la classe pauvre des cultivateurs, mais elle reste bornée à quelques individus seulement. D'après les statistiques, il y a à peine une trentaine d'individus, atteints de cette diathèse, dans toute l'île.

L'eléphantiasis revêt le plus souvent la forme tuberculeuse bien caractérisée, presque léonine, quelquefois celle de la lèpre, très rarement celle des Arabes. Elle est manifestement héréditaire, mais pas contagieuse.

La goutte est rare ; les maladies organiques du cœur ne sont pas trop communes ; le nombre des fous est très restreint, et la monomanie du suicide est un événement extraordinaire dans toute l'île.

Quant aux affections chroniques des organes respiratoires, et à la phtisie pulmonaire, nous dirons qu'elles sont assez répandues dans l'île, et surtout dans le voisinage de Funchal ; mais il ne faut pas s'en prendre au bon climat de Madère. Les causes en sont tout autres.

Nous avons dejà dit ailleurs que les Madérois de la basse classe sont un peu indolents dans leur manière d'agir et de vivre, voire même dans leur état maladif. Ils négligent trop la santé, et travaillent constamment jusqu'à bout de ressources. C'est alors qu'ils ont recours aux médecins, quand ceux-ci ne peuvent plus faire autre chose que donner des soulagements momentanés.

L'excès de travail, une nourriture à peine suffisante pour vivre, préparent le terrain ; une bronchite ou une pneumonie survenant, abandonnée à elle-même, passe à l'etat chronique ; de là viennent les maladies dont nous parlons ci-dessus. Ces faits, nous les avons mentionnes à plus d'une reprise, dans nos écrits.

Mais, malgré tout cela, on obtient quelques belles cures de tuberculoses pulmonaires, soit sur les étrangers, soit parmi nos concitoyens, cures qui ont un grand retentissement en tous pays. Nous pourrions, statistiques en main, prouver notre assertion, et si nous ne le faisons pas ici, c'est que nous l'avons déjà fait ailleurs et plus d'une fois.

Tout dernièrement on a voulu insinuer qu'à Madère il y avait une maladie endémique, baptisée par quelques médecins étrangers du nom de *Madeira fever*. Quelques journaux anglais, peut-être payés pour le dire, s'en sont fait l'écho, dans le but de dénigrer notre station climatérique. Nous avons déjà dit qu'il n'existait pas de marécages dans l'île Madère, nous avons signalé aussi les maladies habituelles du pays ; peut-être un de nos confrères a-t-il voulu trouver une maladie de Madère là où il n'y a que l'imprudence de nos visiteurs. Ceux-ci, souvent en arrivant dans le pays, mangent trop de fruits tropicaux, ou s'exposent aussi un peu trop aux rayons solaires, de là les embarras gastriques ou fièvres cérébrales amenant un état désagréable pour le malade ; mais le tout, étant soigné au début, n'a pas une grande importante, et ne doit effrayer personne, surtout si le malade est sous une bonne direction medicale.

Quant à la longévité des Madérois, elle est assez connue ; il y a beaucoup de personnes arrivant à l'âge de quatre-vingt-dix ans et plus. Des familles entières, de notre connaissance, ont l'avantage de voir les leurs jouissant d'une bonne santé et âgés de 80 à 92 ans. Et ils boivent tous de l'eau de nos sources, et n'ont jamais eu de fièvres typhoïdes, ni des *Madeira fever*.

V

Avant de terminer ce travail, il nous faut encore ajouter ici l'opinion émise par un grand nombre d'écrivains, hommes de science pour la plupart, qui se sont occupés du climat de Madère.

Nous voulons que le public éclairé soit lui-même le juge des avantages que peut procurer, le cas échéant, un sejour dans cette île. Notre opinion personnelle pourrait être suspecte car — *vivo et scribo in aere madeirensis*.

Aujourd'hui tout le monde veut avoir dans son pays la meilleure station climatérique; ne disant du mal d'aucune, nous citons des faits, des statistiques, des opinions les plus respectables publiées, dans l'espace d'un siècle, au sujet de Madère, — et c'est après avoir jete les yeux sur tous ces documents que, sans nul doute, le lecteur pourra se faire une opinion.

L'île de Madère, nous l'avons déjà dit, a les avantages des climats doux, où les foyers d'irritation ne s'entretiennent pas sous l'influence des causes extérieures; ceux des climats égaux et constants, où l'organisme se trouve à l'abri de toutes secousses violentes; elle possède les bonnes qualites des climats chauds qui rendent moins faciles et bien rares les retours si fréquents des exacerbations qui naissent d'une température froide et changeante ; elle jouit des bienfaits des climats maritimes par un littoral aussi etendu que varié, et de ceux de la terre ferme par des montagnes et des collines verdoyantes, sans partager leurs inconvenients respectifs d'insalubrité marécageuse et d'oscillations tumultueuses ; l'atmosphère y est seche sans excitation humide, sans faiblesse ni relâchement, et ses propriétés calmantes, au lieu de tendre à l'inertie et à la prostration, impriment en même temps aux fonctions vitales une direction manifeste vers la tonicité et la révolution. Voilà ce que produit le séjour à Madère, dont le climat produit le meilleur effet sur presque tous les phtisiques, et ce séjour est d'autant plus favorable dans tous les états, qu'il est plus prolonge.

Au siècle dernier, nous trouvons déjà des apologistes de Madère ; depuis le commencement de ce siècle, ils n'ont fait qu'augmenter.

Ainsi Adams Gourlay disait que, « dans les cas de « tuberculose manifeste, les malades ne perdent rien « en se rendant à Madère, où ils peuvent recouvrer leur « sante et jouir d'un climat incomparable ».

Puis le Dr N.-C. Pitta[1] fait ressortir la beauté et la supériorite du climat de Madère, recommandable en toutes saisons pour les valetudinaires souffrant de la poitrine.

Le Dr Jules Fournet nous dit aussi que le climat de Madère est celui qui réunit au plus haut degré les avantages pour le sejour des personnes atteintes de maladies chroniques des voies respiratoires[2].

---

[1] *Account of the island of Madeira.* London, 1812, p. 30.

[2] *Recherches cliniques sur l'auscultation des organes respiratoires.* Paris, 1839, t. II, p. 849.

M. F.-M. Hughes opine que le climat madérien est celui qui peut être utile à toutes les affections chroniques de la poitrine et en toute saison, lui-même en ayant fait l'expérience personnelle[1].

Le Dr Kaempfer dit que Madère convient beaucoup aux malades ayant besoin de rencontrer une température uniforme, avec un air doux, tiède, pur, sec et élastique et termine en disant qu'on y rencontre le plus beau climat de l'hémisphère septentrional[2].

Le Dr D.-J.-T. Francis[3] se complaît à dire que dans la comparaison des divers climats recommandés comme bons pour le séjour des poitrinaires, qu'aucun climat n'égale celui de Madère à cause de l'uniformité de sa temperature, pureté de l'air et les commodités de la vie.

Le Dr H. Lebert[4] dit : « Madère occupe depuis long-« temps un haut rang dans les stations climatologiques « à température d'hiver elevée et fort égale, » et recommande un séjour de plusieurs annees dans l'île.

Le Dr Willoughby M. Burslew affirme qu'une résidence prolongée à Madère est d'une grande utilité pour les personnes atteintes des maladies chroniques de la poitrine, à tous ses degrés[5].

Le Dr Edward Smith, de l'hôpital de Brompton, écrit : Le climat de Madère est remarquable par la douceur et par l'égalité de la température (due à un degre assez elevé d'humidité de l'air), par la limpidité de son atmosphère et l'absence complète de brouillards. On peut

---

[1] *The Ocean Flower*. London. 1845, p. 64.

[2] *Zeitschrift fur die gesammte medicin*. Hambourg, 1847, n° 11.

[3] *Change of climate*. London, 1853.

[4] *Traite clinique et pratique de la phtisie pulmonaire*. Paris. 1879, p. 510.

[5] *Pulmonary consumption*. London, 1852, p. 114.

avoir tous les climats dans l'île, selon le choix que l'on fait de son habitation. — Il dit aussi que l'on doit faire un séjour prolongé dans le pays [1].

Le Dr Henry Ancell [2] nous informe que pour le choix d'un climat convenant aux personnes qui souffrent des maladies chroniques des voies respiratoires, et d'après les observations qu'il a faites sur des malades ayant séjourné à Madère, il indiquera toujours notre île aux valétudinaires atteints de ces maladies.

Le Dr F. d'Assis Sousa Vaz [3] s'exprime ainsi : « Nous ne saurions trop le répéter : Madère est l'endroit du globe où sont réunies le plus de conditions favorables pour tous ceux qui se trouvent dans des conditions à pouvoir retirer de grands avantages d'un climat doux et tempéré. »

M. Gaston Lemay, ayant passé à Madère, s'exprime ainsi : — De ce coin du monde enchanteur, exceptionnel, on ne connaît que la douceur du climat et la bonté de son vin. Le séjour de Madère est très recommandé aux poitrinaires; mais jusqu'à présent les Anglais et les Allemands ont presque seuls utilisé les ressources hygiéniques de cette île. Cela est fâcheux pour nous qui sommes loin de trouver à Nice, voire même en Algérie, des conditions aussi favorables [4].

Le Dr Embleton, de Newcastle [5], assure que le climat de Madère est très remarquable par l'uniformité de sa température, et n'y est point exposé à la fumée, au

---

[1] *Consumption, its early and remediable stages.* London, 1862, p. 419.

[2] *A treatise on tuberculosis.* London, 1852, p. 686.

[3] *Thèses de Paris*, 1832.

[4] *A bord de la « Junon »*, voyage autour du monde. Paris, 1879, p 46.

[5] *A visit to Madeira in the winter*, 1880-81. London, 1882, p. 88.

brouillard, à la poussière, ni aux mauvaises odeurs contribuant à l'impureté de l'air.

Le Dr Ferrand, médecin de l'hôpital Laennec, nous fait aussi voir les avantages du climat de Madère, comme séjour prolongé pour les poitrinaires[1].

Le Dr Gigot-Suard, dans son remarquable livre sur *les Climats,* en parlant de Madère nous dit : « Parmi les pays considérés comme salutaires aux malades atteints d'affections chroniques, l'île Madère figure au premier rang, à cause de la douceur et de la salubrité de son climat ; elle est aussi l'un des plus attrayants par la beauté et la variété de ses paysages. La végétation, toujours verdoyante, réunit les productions de l'Europe et celle des tropiques, et le sol, d'origine plutonienne, témoigne à chaque pas des épouvantables déchirements dont il a été l'objet et de l'intensite avec laquelle s'exerça la force mystérieuse qui le fit sortir du sein des flots[2].

M. Ch. Van Beneden[3] nous dit qu'à Madère on jouit d'un printemps perpétuel et que l'on recommande avec raison ce climat aux poitrinaires. L'air y est complètement dégagé de poussière, circonstance due non seulement à l'absence totale des voitures roulantes et au passage particulier des chemins, mais aussi à la nature du sol de l'île et à l'humidité répandue dans l'atmosphère. La tiédeur de l'air dans ce pays étant un phénomène essentiellement climatérique. — La Suisse possède certes d'admirables paysages ; mais sur le sommet des Alpes la végétation est rare, et souvent le sol est couvert de neige. Sans le céder en rien aux sites de l'Helvetie, dont ils ont toute la majesté sauvage, les tableaux de

---

[1] *Leçons cliniques sur le traitement de la phtisie pulmonaire.* Paris, 1880, p. 314.

[2] Paris, 1862, p. 490.

[3] *Madère, les îles Canaries, le Maroc.* Bruxelles, 1882, p. 14 et 34.

l'île Madère présentent le contraste d'une végétation tropicale à côté d'un terrain ébranlé, et l'éternelle perspective de l'Océan qui sert de cadre au tableau, cadre sans fin dont le bleu se confond avec l'azur du ciel.

Le célèbre médecin anglais, M. Spencer Wells, ayant visité Madère, a été enchanté de la beauté des sites, de l'aménité de l'air, et recommande l'île aux personnes désireuses de voir leurs maux de poitrine arrêtés ou du moins soulagés [1].

Dans la gazette officielle de Copenhague « *Berlingski Tilendo* [2] » un médecin, voulant garder l'incognito, nous dit que la situation de Madère doit être enviée de tout le monde ; on y trouve tout le confort européen joint au bien-être tropical. Les saisons y sont une suite interminable de beaux jours, ce qui doit engager les valétudinaires à se rendre dans l'île pour y trouver de l'amelioration à leur santé délabrée.

Le Dr Mittermayer, d'Heidelberg [3], s'exprime aussi à peu près dans les mêmes termes.

Le professeur Jaccoud, de Paris [4], nous dit de Madère, entre autres choses fort agréables : « Quant à la supériorite constante de cette station, elle résulte, comme je l'ai dit déjà, et des conditions climatériques, et de l'adaptation sans pareille pour la permanence du séjour, et de l'appropriation facile aux divers degres du mode réactionnel actif par les changements d'altitude. On ne peut concevoir une station qui réponde plus complètement à la totalité des indications ; mais si l'on veut en retirer tous les avantages qu'elle peut donner, il faut

---

[1] *Notes of an easter holiday trip to Madeira*, in British Medical Journal, may 1880, p. 767.

[2] Novembre 1877.

[3] *Madeira und seine Bedeutung als Heilungsort.* Heidelberg, 1855.

[4] *Loc. cit.*, p. 464.

obéir à ma méthode de la résidence prolongée, et j'estime à dix-huit mois ou deux ans la durée la plus convenable de séjour dans l'île. »

Dans le livre écrit par le Dr Hermann Weder[1], nous lisons : — qu'il faut passer plusieurs hivers à Madère, et que le séjour dans l'île est très efficace pour les constitutions faibles et pour les personnes souffrant des maladies chroniques des voies respiratoires.

Naguère le Dr Charles Omnès, médecin de la marine française, dans sa thèse inaugurale[2], disait : Madère est à juste titre indiqué comme station pour les affections chroniques de la poitrine. Tout s'y trouve réuni dans ce but : hôtels et maisons spécialement aménagés, ressources alimentaires et therapeutiques, habitations à diverses altitudes pour gradation progressive de la temperature et de la pression atmosphérique ; les résultats, d'ailleurs, sont là pour dire que ce n'est pas en vain que cette population de valétudinaires des deux mondes a quitté sa patrie pour venir respirer un air salubre et vivifiant.

M. le Dr Omnès nous dit aussi dans son travail : combien il serait utile de faire venir séjourner à Madère, pendant quelque temps, les bâtiments de guerre français de la colonie africaine, afin d'y faire reposer leurs équipages dans un milieu agréable et tonique, où les ressources alimentaires viendraient ajouter leurs bienfaisants effets à ceux de la temperature et du climat.

Tout à fait d'accord avec cette manière de voir, nous pouvons ajouter que plusieurs employés des colonies africaines, anglaises, obtiennent tous les ans des conges

---

[1] *Climatothérapie*, traduit par MM. A. Doyon et P. Spillmann. Paris, 1886, p. 95.

[2] *Stations sanitaires de l'Atlantique occidental*. Montpellier, 1888, p. 25.

de convalescence pour Madère, et qu'ils en retirent le meilleur résultat. Pourquoi le gouvernement français ne suivrait-il pas cet exemple dans un but humanitaire ?

Le D' Coupland Taylor[1] dit que l'on doit venir à Madère, que les malades poitrinaires y trouveront leur avantage, non seulement à cause de la bonté du climat, mais aussi parce qu'on y rencontre une bonne nourriture ; il y a absence complète de poussière, les hôtels sont très confortables. « En réalité, dit-il, il est rare de rencontrer dans aucun des hôtels des stations hivernales du continent (je le sais par expérience personnelle) une telle attention et tant de considération envers les malades. »

M. le marquis degli Albizzi[2] dans sa description de Madère nous dit : — « Il y a plus d'un exemple de cures presque miraculeuses qui se sont faites à Madère. Combien de poitrinaires condamnés en Europe, une fois débarqués à Funchal, voient leurs forces revenir et se trouvent bientôt sur le chemin de l'entière guérison ! Malheureusement, il faut le dire, beaucoup de malades qui se rétablissent ainsi n'ont pas la patience de suivre les conseils de leur médecin, et de revenir pendant deux ou trois ans encore passer la saison froide à Madère, afin de se raffermir entièrement. »

Et pour terminer ces innombrables citations, que nous pourrions augmenter, si nous le voulions, nous donnerons encore la parole au D' Danet, lequel s'exprime ainsi à la fin de sa communication sur Madère, à la Société de médecine pratique de Paris[3] : « Funchal, à l'abri de presque tous les vents, purgée de toutes

---

[1] *Edinburgh Medical Journal.* Janvier 1889.

[2] *Six mois à Madère*, publié dans le *Tour du Monde*, n° 1,465.

[3] *Loc. cit.*, p. 819.

poussières, n'ayant ni routes ni voitures, une température à oscillations insignifiantes, ne variant guère ni en été ni en hiver, de l'humidité suffisante, et permettant aux malades de vivre toujours en plein air, le jour sous les arbres, la nuit dans la chambre avec les fenêtres grand ouvertes. Et enfin si je me suis complu à vous faire voir les richesses de sa végétation, c'est que je pense que là où les plantes de tous les pays vivent si bien, et en si bonne harmonie, nous devons espérer voir revivre aussi ceux des nôtres dont la santé chancelle [1].

Ainsi, d'accord avec tous les écrivains si distingués que nous venons de citer, nous devons conclure que, de tous les climats connus, celui de Madère est, sans contredit, le meilleur pour être choisi comme résidence fixe pour les personnes atteintes des maladies chroniques de la poitrine, ou à sante delabree par suite des differentes vicissitudes de la vie. Aucun autre pays au monde, en effet, ne présente des conditions climateriques aussi bonnes que celles rencontrees dans cette perle des îles, située au milieu de l'Océan Atlantique.

---

[1] Quand ces lignes se trouvaient deja ecrites, sir Morell-Makenzie, le celebre medecin anglais qui a soigne feu S. M. l'Empereur Frederic II d'Allemagne, est venu visiter Madere, et il nous a fait l'honneur de nous communiquer toute son admiration pour le climat de Madere, qu'il considère lui-même comme le plus salutaire du monde et comme devant être profitable aux personnes souffrant des maladies chroniques des voies respiratoires.

CONCLUSIONS

Après tout ce que nous venons de dire, nous formulerons notre opinion comme il suit :

1° Le climat de Madère est chaud, tempéré, régulier et constant dans toutes ses révolutions, doux et suave, calmant et résolutif, éminemment salubre, ni trop sec ni trop humide. L'atmosphère y semble plutôt humide que sèche, tandis que le sol en est foncièrement sec.

2° La température y est fort agréable, les variations d'une saison à l'autre n'étant pas bien prononcées. La différence entre la saison la plus chaude et la saison la plus froide n'atteint jamais 6 degrés, ce qui ne se rencontre peut-être dans aucun pays du monde.

3° Les variations journalières de la température sont très minimes : elles sont entre 0°,83 et 5°,55, celle-ci étant rare.

4° Pendant vingt années (1865-1884), jamais il n'y a eu à Madère une différence supérieure à 15°,87 du minimum au maximum de la température pendant l'année.

5° La sérénité de l'atmosphère y est remarquable.

6° Il y a à Madère une moyenne de 79 jours de pluie par an, avec une moyenne de 638ᵐᵐ,5 d'eau répandue sur le sol.

7° Il n'y a jamais de neige à Funchal, à peine un peu de grêle qui se confond avec les ondées de pluie et se fond de suite.

8° Les tempêtes sont fort rares à Madère, et il y a une moyenne de huit orages par an ; l'ozone, mesuré à l'ozonomètre de Jame (de Sedan), donne une moyenne journalière de 5°,3.

9° La pression atmosphérique moyenne annuelle est de 762ᵐᵐ,16. — La moyenne la plus élevee a lieu en juillet et la plus basse en novembre; différence entre l'une et l'autre, 12ᵐᵐ,07.

10° A part le *sirocco* (vent venant de l'est-sud-est), qui fait la température quelquefois à 30° C., les vents dominants à Funchal sont très légers et n'occasionnent aucun désagrément aux malades.

Du reste, le *sirocco* ne dure genéralement que quelques heures pendant la journée.

11° Comme corollaire des conclusions précédentes, nous pouvons dire : que le séjour de Madère est très profitable aux valétudinaires, aux santés faibles et délicates, à toutes les personnes qui réclament une température douce et uniforme, pour lesquelles les variations brusques et le froid sont insupportables, qui ont besoin d'un air libre, pur et vivifiant, de ces sensations que les belles scènes de la nature peuvent seules donner.

12° Les maladies chroniques des poumons et des voies aériennes, sans tuberculisation, y guérissent le plus ordinairement.

13° Les craintes que font naître la prédisposition héréditaire ou une conformation suspecte, les prodromes de la phtisie, et même certains symptômes qui annoncent sa préparation et un commencement de formation, disparaissent assez habituellement par le séjour dans le pays.

14° Ceux qui apportent non seulement une prédisposition ou les premiers symptômes avant-coureurs, mais des tubercules à la première période, des tubercules crus, bien constatés, dont l'existence est clairement révélée en quantité plus ou moins grande, obtiennent bientôt un arrêt de développement et une grande amélioration. Chez la plupart, cette suspension augmente en se prolongeant ; les apparences de la santé reviennent avec le libre exercice des fonctions et ils ont tous les dehors de la guérison. S'ils mettent de la persistance a se rendre dans l'île pendant plusieurs saisons consecutives, ou s'ils y fixent leur résidence, plusieurs guériront ; et dans les cas les plus graves, les progrès du mal seront extrêmement lents, pour ainsi dire insensibles.

15° On a vu la maladie s'arrêter, se suspendre, rétrograder à la deuxième periode, les sujets reprendre des forces. de l'appétit, de la vigueur, et ces améliorations coïncident avec les signes correspondants obtenus par l'auscultation.

16° Dans quelques cas où les signes physiques dénonçaient une lésion profonde, et même la présence de cavernes, la maladie a pu se modifier au point qu'on assistait à une espèce de résurrection, et de telle sorte que les sujets pouvaient jouir d'une existence fort supportable.

17° Au dernier degré de la dégénérescence tuberculeuse, il n'est pas impossible de voir les malades obtenir une amélioration assez prolongée. Il a été permis à certains phtisiques très avancés, et paraissant près d'une fin prochaine à leur arrivée dans l'île, de se relever et de revenir dans l'île, quatre, six hivers de suite ou plus ; d'autres ont pu s'y fixer pendant plusieurs années, avec une santé parfois vacillante, mais sans angoisses trop vives et sans douleurs.

18° Les avantages de ce climat sont d'autant plus décisifs que les malades s'y rendent plus tôt, et les guérisons se multiplient à mesure que l'opinion publique se forme à ce sujet.

19° Lorsque la maladie est sans espoir de guérison, les étrangers trouvent à Madère, à défaut d'une amélioration notable, un climat doux pour se promener jusqu'au jour de leur mort, même au milieu de l'hiver, car il ne se passe jamais un jour, pour si pluvieux qu'il soit, où il n'y ait pas des heures de répit, permettant la promenade aux malades.

20° Il n'y a rien de plus rare que les phtisiques qui n'éprouvent aucune influence favorable à l'action de ce climat et dont l'état continue à s'aggraver comme dans leur pays.

21° Quoique le climat de Madère puisse rendre des services, comme station fixe, même dans les cas les plus désespérés et dans les conditions les plus fâcheuses, il ne faut pas y envoyer tout malade à n'importe quelle classe de la société qu'il appartienne. Le voyage doit être conseillé pendant la première et la seconde période seulement d'excavation et de fonte purulente. Lorsque les sujets ont la fièvre paroxystique, la diarrhée colliquative, les sueurs nocturnes, des hémoptysies fréquentes, les fatigues d'un long voyage ne peuvent qu'aggraver les accidents et hâter la terminaison funeste.

22° L'arrivée des malades à Madère doit avoir lieu à partir de la mi-septembre, et ils doivent de suite consulter un médecin du pays pour que celui-ci puisse indiquer le quartier où le malade doit s'installer de préférence.

Ci-après nous donnons des renseignements très utiles aux personnes désirant venir à Madère.

GUIDE-MADÈRE

Nota. — *Les personnes venant à Madère n'ont pas besoin de produire de passeport, mais il leur en faut un en quittant l'île.*

Tout visiteur se rendant à Madère pour la première fois, et n'y connaissant personne pour l'aider dans son installation, et le guider dans le pays, sera heureux de trouver consignés dans ces lignes, tous les renseignements utiles dont il aura besoin pour mieux s'orienter.

D'abord, on peut s'embarquer pour arriver à Madère aux ports indiqués ci-après, aux jours marquées, et en payant les passages selon les tarifs en vigueur :

COMPAGNIE de STEAMERS	PORT du DEPART	JOUR du DEPART	PRIX DES PLACES		
			1re classe	2e classe	3e classe
			francs	francs	francs
Union (anglaise)	Southampton Lisbonne	vendredi lundi soir apres arrivée du sud-express	397,75 210,»»	262 50 131,25	158 »» 78 45
Donald Currie (anglaise)	Londres Lisbonne	vendredi lundi soir apres arrivée du sud-express	397,75 210,»»	262,50 131,25	158 »» 78 45
African (anglaise)	Liverpool	samedi de 15 en 15 jours	250,»»		
Lamport et Holt (anglaise et belge)	Liverpool et Anvers	date incertaine	300,»» 375,»»		
Woermann (allemande)	Hamburg et le Havre	deux fois par mois	375,»» 300,»»		
Forwood Bros (anglaise)	Londres	date incertaine	200,»»		
Empreza Nacional (portugaise)	Lisbonne	le 6 de chaque mois, a 10 h du matin	150,»»	100,»»	50,»»
Empreza Insulana (portugaise)	Lisbonne	le 20 de chaque mois, a 10 h du matin	150,»»	100,»»	28,»»
Sud amerikanischen Dampfschiffahts - Gessellschaft.	Hamburg	toutes les semaines	425,»»		

OBSERVATIONS — Les enfants payent leurs places proportionnellement selon leur âge, et place entière apres quinze ans

Plusieurs compagnies delivrent des billets aller et retour, valables pendant six mois avec escompte

Les vapeurs des compagnies *Union* et *Donald Currie* ne quittent Lisbonne qu'apres l'arrivée du *Sud-express* dans cette ville.

Le trajet de Lisbonne a Madere se fait entre 30 et 50 heures, selon l'état de la mer

Nous ne recommandons guere les steamers de la compagnie *African*, car, outre la longueur du trajet, ils ne sont pas bien aménagés.

Les prix des passages indiqués dans ce tableau ne comprennent pas les vins, liqueurs, etc., *extra*, pris par les passagers.

Compagnie *Union*.......... A Southampton : Oriental Place.
A Londres : Leadenhall Street, 11,
A Lisbonne : Knowles et Rawes,
rue Fanqueiros.
A Paris: G. Dunlop et C°, 38, avenue
de l'Opéra.
A New-York : Henderson Br., 7,
Bowling Green.

Compagnie *Donald Currie*.. A Londres : 4, Fenchurch Street.
A Lisbonne : Pinto Bastos et C°.

« *African* ».............. A Liverpool: Alexander Sinclair, 31,
James Street.

Compagnie *Lamport et Holt*. A Liverpool : 21, Water Street.
A Anvers : MM. Kennedy et Hunter.

Compagnie *Wœrmann*..... A Hambourg : M. Carl Wœrmann.

Forwood Bros et C°........ A Londres : Queen Insurance Buil-
dings, 60, Grace Church-Street.

Empreza Nacional....... . Lisbonne : Ernest Georges, 4, Fer-
regial de Cima,

Empreza Insulana.... .... Lisbonne : Germano S. Arnaud.
Caés do Sodré.

Sud-Amerikaniscken, etc... Hamburg : au siege de la Compagnie.

A Madere, l'agent de toutes ces compagnies est MM. Blandy,
Brothers et Cie, excepté pour l'*Empreza Insulana* dont l'agent
est MM Fidelio de Freitas Branco et Fillos.

Le climat de Madère étant d'une douceur sans égale, les
étrangers venant séjourner dans l'île n'ont pas besoin d'apporter avec eux des habits trop pesants ; des habits de demi-sai-
son suffisent pour ce pays Néanmoins, pour les traversées en
mer, on doit être muni de vêtements un peu plus chauds.

En arrivant a Funchal, et aussitôt que le steamer a mouillé,
les propriétaires ou les directeurs des meilleurs hôtels de la
ville se rendent à bord pour offrir leurs services aux visiteurs.
Une fois l'entente établie entre ceux-ci et les hôteliers, ces der-

niers se chargent de faire débarquer leurs hôtes et leurs bagages; ceux-ci doivent subir une visite de la douane, mais c'est une simple formalité, excepté si l'on apporte du tabac à fumer, lequel paie des droits énormes; les bagages sont saisis si déclaration n'est pas faite préalablement de l'existence du tabac dans un colis quelconque.

Les bâtiments venant d'Europe ne sont jamais mis en quarantaine, à moins de l'existence d'une maladie épidémique dans le port du départ

Se munir d'argenterie et de linge de service si l'on veut se loger dans une *villa* (*quinta*). Mais pour faire entrer l'argenterie dans le pays, il faut passer un acte par-devant la douane, et prendre l'engagement de remporter cette vaisselle au moment du départ de Madère, autrement on aura des droits à acquitter.

Cet acte est facile et n'occasionne aucun embarras.

L'étranger, en abordant le rivage, trouve des traîneaux pour le conduire à l'hôtel.

Dans presque tous les hôtels il y a quelqu'un parlant l'anglais et le français, voire même un peu d'allemand.

HÔTELS

Voici la liste des hôtels de Funchal :

Edinbourg hôtel.		
Sancta Clara hôtel.		
Milles (Camor) hôtel.	Appartenant à M. Reid.[1]	
German hôtel.		
Boa Vista hôtel.	— à M. Jones.	Tous ces hôtels sont de premier ordre.
Cardwell hôtel.		
Victoria hôtel.	— à M. Cardwell.	
Hôtel central.		
Hôtel Funchal.	Portugais.	
Hotel Lisbonense.		
Pension Luscomb, anglaise.		
Pension Santos, portugaise.		

[1] On va construire un nouvel et grand hôtel au *Ribeiro Secco*, pour le compte de M. Reid.

Le prix des sept premiers hôtels est d'environ 12 fr. 50 par jour et par personne; dans les autres il varie entre 7 fr. 50 et 10 fr., aussi par jour et par personne; mais en prenant un appartement un peu plus grand, les prix augmentent selon le nombre des chambres et des personnes d'une famille.

Les vins et liqueurs sont payés à part.

MÉDECINS EXERÇANT A FUNCHAL

D¹ P.-J. Vieira.
Dʳ A.-A. Larica.
D¹ A. Drummond de Menezes. } Médecins de l'Université française.
Comte de Cannavial.
Dʳ Mourão Pitta.
D¹ V.-C. Machado.

D¹ Joao A. Teixeira.
D¹ M.-A. Sequeira. } Médecins de l'Université portugaise.
D¹ Nuno S. Teixeira.

Dʳ M. Grabham.
D¹ Hicks. } Médecins anglais.

D¹ Koster.
D¹ Goldchmidt. } Médecins allemands.

DENTISTES

M. Husbands, anglais.
M. Azevedo Ramos.
M. Alvaro. } Portugais.

GARDES-MALADES

Miss Wilson (élevée en France), du tiers ordre de Saint-François, et ses sœurs.

PHARMACIES

Luso Britannica.
Nascimento et Fᵒˢ. } Rua dos Ferreiros.
Manuel d'Ornellas et Fᵒˢ.
Dois Amigos. } Rua Carreira.

[1] Tous les médecins portugais parlent le français, quelques-uns l'anglais, et l'auteur de ces lignes parle aussi l'allemand.

Les produits pharmaceutiques fournis par ces établissements sont de premier choix et on y trouve toutes les préparations, dernier mot de la science.

Les prix des drogues sont les mêmes dans toutes les pharmacies, le gouvernement ayant établi un tarif à cet effet.

MAISONS DE BANQUE OU BANQUIERS

L'agence de la Banque du Portugal.
La Banque commerciale de Madere.
Blandy Brothers et Cie.
Krohn Brothers et Cie.

Les étrangers venant à Madère trouveront leur profit à être munis d'or anglais pour leurs premières dépenses, et à posséder une lettre de crédit sur l'un des établissements indiqués ci-dessus, lesquels sont en correspondance avec les premieres maisons de banque d'Europe.

Les monnaies ayant cours à Madère sont l'or anglais, les *bank-notes* de ce même pays et l'argent portugais. Les autres monnaies sont fort dépréciées et n'ont pas de cours légal.

CLUBS OU CERCLES

Le club Funchaleux . . .	12 fr. 50	par mois.
English Rooms.	65 fr.	par an.
Association commerciale.	3 fr.	par mois.

CORPS CONSULAIRE

ANGLETERRE, M. W. Keen.
ALLEMAGNE, Dr G.-P Sattler.
AUTRICHE, Hongrie et Belgique, M. Charles Bianchi.
BRÉSIL, José Paulo dos Sanctos.
DANEMARK, M. R. Taylor.
ETATS-UNIS D'AMÉRIQUE, M. Jones.
FRANCE, Dr C.-A. Mourâo Pitta.
ESPAGNE, D, José R. de Fuentes.
HOLLANDE, *intérimaire*, Dr C.-A. Mourâo Pitta.
ITALIE, Ferdinando M. Bianchi.
RUSSIE, C. Welsh.
SUEDE ET NORWÈGE, George B. Welsh.

Iles Sandwich, J. Hutchinson.
République Argentine, J.-T. Gonçalves.
Uruguay, G.-A. França.

ÉGLISES

Dans les églises catholiques, on dit la messe tous les jours, de six à dix heures du matin.

Les dimanches et fêtes il y a une messe à midi à l'église du collège.

Il y a aussi un temple protestant, et le service du dimanche y est fait à onze heures du matin. Le pasteur de ce temple est M. Addison.

BLANCHISSAGE ET REPASSAGE DE LINGE

A l'*Ouvroir* dirigé par les sœurs de Saint-Vincent de Paul.

BUREAUX DE TABAC

Maison Laferme.
Fabrique madéroise.
Fabrique Salles.
Rufino.
Caza Havaneza.
Magasin de la Régie.

SECOURS AUX BLESSÉS

Station médicale maintenue par la ville. — Place de la *Constitution*.

POSTES ET TÉLÉGRAPHES

Rua do Capitào.

Portugal faisant partie de l'Union postale, jouit de tous les avantages consignés dans le traité fait d'accord avec les autres nations.

Une lettre pour le Portugal doit porter un timbre de 25 reis (environ 0 fr. 14) par chaque 15 grammes du poids.

Une lettre, pour un pays de l'Union postale, paye 50 reis (environ 0 fr. 27) par chaque 15 grammes.

Les cartes de visite pour l'étranger payent un port de 10 reis chaque, soit 0 fr. 05.

Les facteurs portent des lettres à domicile, dans la ville. Quand on est établi hors de la ville, il faut faire prendre sa correspondance au bureau principal de la poste.

Il y a un câble sous-marin reliant Madère au continent. Les taxes, par chaque mot, sont comme il suit, et pour les pays indiqués :

PAYS	TAXE PAR MOT	
	Voie de Lisbonne et d'Espagne.	Voie de Lisbonne et d'Angleterre
	Fr	Fr
Allemagne.	1.76	2.29
Autriche-Hongrie.	1.85	2.38
Belgique.	1.58	2.02
Danemark.	1.76	2.12
France (Corse y compris). . .	1.50	2.20
Gibraltar.	1.32	1.23
Grande-Bretagne.	1.76	1.67
Espagne.	1.23	1.54
Italie	1.76	2.06
Luxembourg.	1.60	2.08
Norwege.	1.89	2.12
Hollande.	1.67	2.12
Portugal.	0.97	
Russie { Europe.	2.20	2.73
{ Caucase	2.55	3.08
Suède.	1.98	2.33
Suisse.	1.58	2.29
Algerie.	1.76	2.30
Iles Canaries.	3.00	3.30

Toutes les lettres adressées à Madère arriveront plus vite dans l'ile, si les expéditeurs placent sur l'en-tête de l'enveloppe cette indication « Voie de Lisbonne ».

Pour expédier des lettres de Madère, il faut avoir toujours son courrier prêt, parce qu'il y a environ une quinzaine de steamers par mois, prenant les dépêches pour l'Europe.

CAFÉS

Central.
Café Anglais.
Café Corréa.
Burlington Arcade.
Caza Havaneza.

MAGASINS DE VANNERIE, DE MARQUETERIE ET DE BRODERIE

A.-C. Ribeiro, rua Carreiros.

F. Pereira
J. Gomes Romào } Praça da Constituiçào.
F. d'Oliveira

Manuel Ferreira, près la prison.
Nobrega, près la cathédrale.

MARQUETERIE SEULEMENT

Joào A. de Sousa, rua das Pretas.
Freitas, 29, rua de Joâo Tavira.

CORDONNIERS

Pio
Caminata } Rua Carreira.

J.-M. Borges
M. A. d'Ornellas } Praça da Constituiçào.

Pestana
Rodrigues } Rua Joâo Tavira.

ORFÈVRES

Sabino
Rosa
Gomes } Place de la Cathédrale.
Symphronio

Ourivesaria portueuse
Rebello } Rua Joào Tavira.

NOUVEAUTÉS ET LINGERIE

Guerreiro et Valente, — Sylvestre. — Gregorio Sousa, — Ferreira et C⁰. — Luiz Aranjo, — Silva et Pereira. — Cazimiro da Costa, — Aranjo. — J.-L. Henriques, — Marques. — Primavera, — Pinto, etc., etc.

CHAPELIERS

Lacerda. — A. d'Oliveira. — Alves.

TAILLEURS

Bernardino Abreu, — Leonidio X. Pinto. — Idelfonso dos Reis. — Silva.

CONFISERIE

Felisberta, — Rocha.

ÉPICIERS

Ribeiro et Silva. — Société coopérative.
Centrale. — José Ferreira et F⁰ˢ.
Carvalho. — Loja et Nova.

PHOTOGRAPHES

Vicente, rua Carreira.
Camacho, rua S. Francisco.
Augusto Camacho, Praça Constituição.

HORLOGERS

Benoit, — Sylvano.

PAPETERIES

Dilley. — Nova Minerva. — Camacho.

BARBIERS ET PERRUQUIERS

Nunes. — Leopoldo.

CHEMISERIE CENTRALE

»

LOUEURS DE PIANOS

Nuno Rodrigues. — José Sarmento. — Candido Henriques.

FOURNISSEURS DE CHARBON DE TERRE

MM. Blandy, Brothers et Cⁱᵉ.

PROFESSEURS

De français. — M. Sioeu.
De portugais, le Pᵉ Leça.
De musique. — José Sarmento et Mascheck.

CHARS A BŒUFS (*traineaux*).
(Pour 4 personnes.)

La course se paye environ 1 fr. 75.
L'heure   —   —   2   35.
Les courses hors la ville se traitent à forfait.

TRAINEAUX (*pour descendre la montagne*).

Ces traineaux peuvent contenir de une à trois personnes.

Pour descendre de l'église du *Monte* en ville, le prix est de 1 fr. 75 par personne, et un petit pourboire en sus.

HAMACS

Moyen de locomotion tres utile pour les valétudinaires et pour voyager dans l'intérieur de l'ile

L'heure de promenade dans la ville, 2 fr. 35.

Courses dans la campagne, à forfait.

Au mois : deux hommes permanents avec le hamac, 155 francs pour les promenades en ville.

Pour les excursions on paye 7 fr. par jour et par homme, sans nourriture.

CHEVAUX

L'heure,   2 fr. 35 |
Au mois, 200 fr. 00 | pourboire compris.

Courses hors la ville, traitées à forfait

CANOTS

Un canot monté par deux hommes coûte 3 fr. 50 l'heure.

Un canot pour débarquer une personne d'un vapeur quelconque, 3 francs.

Pour débarquer un passager avec son bagage, 7 francs.

EXCURSIONS MARITIMES

Les lundis, mardis, vendredis et samedis, il y a un petit vapeur faisant le service des passagers sur la côte du versant méridional de l'île, à des heures fixes, allant tantôt du côté E., tantôt du côté O. de la ville.

Il y a de jolis points de vue à admirer, entre autres une grande falaise taillée presque à pic, nommée *Cap Girão*.

Beaucoup d'étrangers aiment à faire ces excursions, qui reviennent à bon marché.

FEMMES DE CHAMBRE, VALETS ET CUISINIERS

Quelques personnes de ces classes parlent un peu l'anglais et comprennent quelques mots de français.

Les femmes de chambre se payent entre 26 francs et 30 francs par mois.

Les valets gagnent entre 50 et 65 francs par mois.

Les cuisiniers se font payer entre 60 et 80 francs par mois.

La cuisine est, presque partout, faite à l'anglaise, ce qui nous porte à conseiller aux familles françaises venant séjourner dans l'île et devant prendre résidence dans une *villa*, d'amener avec elles une cuisinière ou un cuisinier.

DÉBIT DE VINS ÉTRANGERS

John Loaring. — Payne et Son.

AGENT POUR DES MAISONS

John Payne et Son.

MAISONS MEUBLÉES A LOUER (villas).

Du prix de 7,500 fr. et au-dessus.	Vigia, — Lambert, — Bianchi. — Paz, — Hollway.
Du prix de 5 à 6,500 fr.	Pitta, — Palmeira, — Almeida. — Torrinha, — Sta Anna, — Bianchi.
Du prix de 2,500 à 3,750 francs.	Tiberio, — Gibbs, Ajuda, — Nunes, Ribeiro Secco, — S. João, — Julio, — Pimenta, — Tangerinas, — Isabel, — Goes, — Meyrelles, — Boa Vista, — Velloza, — Esperança, — Fayal, — Pavâo.
Du prix de 1,250 à 2,500 francs.	Pereira, — Pillar, — Josephina, — Almeida, — Augustias, — Pontihna, — Sarmento Ilheus, — Sarmento Monte, — Luiz Maria, — Jasmineiro, — Cust, — Rato, — Christovâo, — Oliveira, — Rosas, — Bernardo, — Andrade, — Sanctos, — Gertrudes, — Manso, — Grevilêa, — Gil, — Hollway, — Cunha, — Tanquinhos, — Rochedo.

Les prix marqués ci-dessus ont rapport seulement pour la saison d'hiver, c'est-à-dire de la mi-septembre au commencement de juin

Pour les mois d'été, un petit supplément de location serait demandé.

VILLAS D'ÉTÉ

Il y en a plusieurs à *Cámacha, Sancto Antonio da Serra, Monte, S. Martinho, Trapiche.* (Climat des hauteurs.)

ORCHESTRE ET QUATUOR POUR BALS ET SOIRÉES

Chef d'orchestre et compositeur : Nuno Graceliano Lino.

THÉATRE D. MARIA PIA

Prix des places.—Fauteuils d'orchestre, 4 fr. ; parterré, 2 fr. 75 ; baignoire, 13 fr. 50 ; premières loges, 17 fr. 65 ; deuxièmes loges, 10 fr. ; paradis, 1 fr. 50 et 1 fr.

Le théàtre peut contenir 1,035 personnes.

EXCURSIONS A TRAVERS MADÈRE

Tout étranger venant à Madère, et jouissant d'une bonne santé, aura grand tort de ne pas visiter l'intérieur de notre île, car on ne doit pas laisser de côté la beauté des vallées du nord du pays, jouissant en même temps d'une température agréable, au milieu des produits de la nature.

Nous ne décrirons pas ici toutes les surprises qui attendent les voyageurs disposés à faire ces excursions, car cela nous entraînerait fort loin. Aussi nous nous permettons de les renvoyer aux écrits publiés sur ce sujet par plusieurs auteurs [1], nous bornant seulement à grouper en peu de lignes la direction que l'on doit prendre pour effectuer ces promenades.

D'abord il faut choisir des hommes vigoureux pour porter les hamacs, ou de bons chevaux quand ce moyen de transport peut être usité.

[1] *Handbook for Madeira,* by James Yate Johnson. London, 1885.

A travers Madère, par M. Manchon, du Club Alpin français. Paris, 1888.

Six mois à Madère, par M. le marquis degli Albizzi. Paris, publié dans le *Tour du Monde,* 1889.

Les hommes pour le hamac doivent être engagés à *Sancta Cruz* ou à *Camacha ;* ce sont les meilleurs de toute l'île, pour ce service.

Le voyageur rencontrera des hôtels à *Santa Cruz, Santa Anna* et *S. Vicente.* Dans les autres endroits, à peine des auberges passables, et là où il n'y en a pas, on trouve des personnes aisées de l'endroit, lesquelles se font un plaisir d'être agréables aux visiteurs que le hasard leur amène.

En tous cas, pour de longues excursions, il est toujours prudent d'emporter de Funchal une provision de conserves et un peu de pain, car on rencontre partout des œufs, du bon lait, du beurre, des poulets et des fruits.

Pendant l'hiver, quand le mois de janvier est beau, c'est le meilleur moment pour entreprendre les excursions. Ensuite, c'est à partir d'avril que l'on doit les faire, jusqu'à la fin de septembre.

Feu le prince Nicolas d'Oldenbourg, de la maison impériale de Russie, lors de son séjour parmi nous, a été le premier à traverser l'île, de *Funchal* à *Santa Anna*, sur un petit traîneau tiré par deux bœufs, ayant fait mettre des relais sur la route. Celle-ci a été rapidement faite, mais nous ne conseillons pas à nos lecteurs, venant à Madère, de renouveler cette expérience, car elle serait trop fatigante.

EXCURSIONS A FAIRE DANS LE VOISINAGE DE FUNCHAL

Caminho novo, de la ville à Camara de Lobos, 9 kil.

De la ville à *São Martinho, Santo Antonio* et *Saint Roque,* 8 kil.

De la ville au *Monte,* 4 kil.

De la ville à *Palheiro,* 6 kil.

De la ville à *São Martinho, Santo Amaro, Quinta dos Padres; Trapuche,* et retour en ville par *Santo Antonio,* 15 kil.

EXCURSIONS A FAIRE DANS L'INTÉRIEUR DE L'ÎLE

De *Funchal* au *cap Girão* et *Campanario,* 22 kil. 5.

De   —   au *Grand Curral,* 17 kil. 5.

De   —   au *Ribeiro Frio,* 18 kil.

De   —   à *Camacha,* 6 kil. 5.

De   —   à *Santo Antonio da Serra,* 21 kil.

De *Funchal* (par terre), à *Santa Cruz* [1], 18 kil.
De   —   —   à *Machico* [1], 24 kil.
De   —   —   à *Santa Anna*, 39 kil.
De *Santa Anna* à *S. Vicente*, 42 kil.
De *S.-Vicente* à *Funchal*, 45 kil.
De   —   à *Ribeira Brava* [1], 22 kil.
De *Calheta* à *Rabaçal* [1], 18 kil.
De *Ponta do Sol* à *Rabaçal* [1], 15 kil.
De *Funchal* à *Boa Ventura*, 42 kil.
De   —   au *Jardim da Serra*, 15 kil.
De *S. Vicente* à *Ponta do Pargo*, 52 kil. 5.

Il y a encore une excursion à faire à l'île de *Porto Sancto ;*
le vapeur *Falcão* y va deux fois par mois. On fait le trajet en
cinq heures environ, et le steamer s'arrête dans cette île pendant six heures, avant de retourner à Funchal.

Pour les excursions dans l'intérieur de Madère, il faut
prendre son temps, car en route on trouvera de jolis points de
vue, des détours à faire, ce qui devient un peu plus long, mais
n'en est pas moins attrayant.

Les bibliothèques de Funchal n'étant pas nombreuses, ni
bien fournies, l'étranger doit se munir de quelques livres, pour
son passe-temps, ou son instruction.

Du reste, on peut faire venir des livres par la poste, au
besoin.

Il est inutile d'apporter avec soi des légumes ou des conserves, car les épiciers de Funchal en sont amplement fournis, et
puis nous avons de bons légumes toute l'année durant. Il n'y a
que les petites douceurs de confiserie, comme dragées et autres,
dont il est convenable de faire provision, car à Madère elles ne
sont pas si bonnes que celles fabriquées en France.

[1] On peut se rendre sur le petit vapeur *Falcão* à Santa-Cruz,
Machico, Ribeira Brava, Ponta do Sol, et Calheta.

TABLE DES MATIÈRES

ÉVREUX, IMPRIMERIE DE CHARLES HÉRISSEY

9 782019 300005